JN093545

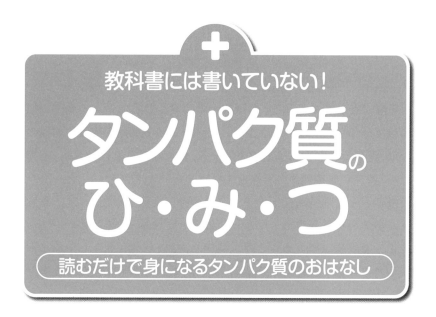

教科書には書いていない！

タンパク質のひ・み・つ

読むだけで身になるタンパク質のおはなし

大口祐矢 著

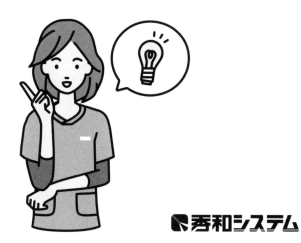

秀和システム

はじめに

　筆者はこれまで看護師、看護系大学の教員として長らく看護に携わってきました。看護師は医師の指示のもとで診療の補助や処置の介助、患者さんの日常生活の援助など、様々な業務を行います。そのため、幅広い医療知識と看護能力が求められます。

　患者さんに効果的な治療や安全な療養を提供するためには、患者さんの体の状態が整っていなければなりません。体の状態の中でも特に栄養状態を整えることが大切です。栄養状態が悪いと治療に耐えられる体力や免疫力が不足し、合併症も起こしやすくなるためです。栄養状態の評価で一般的に用いられる指標は、アルブミンというタンパク質の一種です。血液中のアルブミン量が十分に多ければ、栄養状態は悪くないと評価されます。

　ところで、なぜアルブミンで栄養状態を判断するのでしょうか？ナトリウムでは判断できないのでしょうか。そもそも、このタンパク質っていうのはなんでしょうか。三大栄養素の１つといわれていますが、なぜタンパク質は三大栄養素の１つに入っているのでしょうか……。そんなふうに考えてみると、タンパク質ってなんだか特別で不思議なものだと思いませんか？

　人間の体には不思議なことがいっぱいあります。本書は、知っているようで知らなかったタンパク質のこと、栄養に関わる体の仕組みのこと、「へぇ？　そうなんだ！」と思うお話がたくさん詰まった一冊です。ところどころにクスッとするような場面も入れていますので、気軽な読み物としてお読みいただければ幸いです。読みやすさを意識したので、細かい基準値や検査値などはあまり書いていませんが、

読み進めるうちに、看護に役立つタンパク質と栄養の"きほんのき"となる知識が自然と身についています。きっと、この本を読んでいたことがあとで役に立った！　と思う瞬間が来ることでしょう。

　本書の執筆を終えるにあたり、自宅での執筆に協力してくれる妻の芳美、そして息子の蒼砥に──いつもありがとう。

2023年8月　大口祐矢

教科書には書いていない！
タンパク質のひ・み・つ

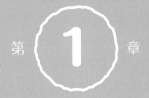

第 **1** 章

あっと驚く！
人体の仕組み

私たち人間は何からできているのでしょうか。
まずは人間とタンパク質の深いつながりについ
てゆっくり解き明かしていきましょう。

人体の材料はお小遣いで買える：鋼の人間錬金術師

◆鋼の錬金術師のおはなし

　『鋼の錬金術師』(通称：ハガレン)といえば、筆者世代には"どストライク"な神アニメでした。皆さんも名前くらいは聞いたことがあるかもしれません。

　知らない方のために、どんなアニメか簡単に紹介しましょう。原作は荒川弘先生が描いた同名の漫画です。「錬金術」をテーマに、兄弟の旅が描かれたファンタジー作品。『月刊少年ガンガン』で、2001年8月号から2010年7月号まで連載されていました。

　主人公はエドワード・エルリックとアルフォンス・エルリックの兄弟です。類いまれなセンスを持つ2人は、亡くなった母を生き返らせるため、「禁忌」とされている人体錬成を実行しますが、失敗。その結果、エドワードは左足を、アルフォンスは全身を失ってしまうこととなりました。

　弟を失ってしまったエドワードは、自身の腕を代償に"弟の魂"を錬成します。付近に飾ってあった大きな鎧に"魂"を定着させたことで、アルフォンスは中身のない鎧姿となって生きることになりました。それ以降、エドワードは右腕・左足が鋼の"義手"となり、やがて国家錬金術師となった彼は"鋼の錬金術師"の二つ名を得ることとなります。

　そんなエドワードとアルフォンスが探しているのは、"伝説上の代物"と謳われる術法増幅器「賢者の石」です。元の体を取り戻すため、「賢者の石」を求めて旅を続けるエルリック兄弟。2人の旅は、軍属である"焔の錬金術師"ロイ・マスタングの協力も得つつ、順調に進んでいきます。しかし、エルリック兄弟は、旅の途中で恐るべき真実を知ることになりました。それは、「賢者の石」の材料が"多数の生きた人

間"だということです。

　「賢者の石」を巡る真実により、岐路に立たされたエルリック兄弟。そして彼らは、ホムンクルスと呼ばれる人造人間たちが関わる、国家規模の陰謀に巻き込まれていくこととなります。戦いの末、エドワードが選択したのは……というお話です。続きは原作コミックスを読んでくださいね。

◆ 錬金術を使えばなんでも生み出せる

　『鋼の錬金術師』の世界観の中で、錬金術というものが重要な要素となっています。**錬金術**とは何かというと、普通の金属を金・銀などの高価な金属に変化させようとする方法のことです。金は錆に強く、美しい輝きを保ち、採掘できる量も少ないので、昔から貴重な金属として扱われてきました。そして、ありふれた鉄や銅などの金属をどうにかして金にできないか――という研究や実験が繰り返されてきました。それが錬金術です。結局、金を生み出すことは不可能だったのですが、見方によっては、ありふれた物質から人間や魂を生み出すといった試み（これも不可能ですが）も錬金術に含まれます。

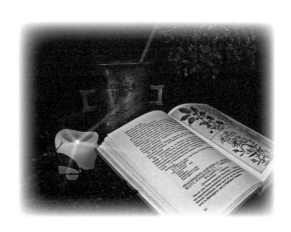

　誰しも一度は思ったことがあるのではないでしょうか。大好きなあの人や憧れのアイドルを思いどおりにしたい。部屋に呼んで、2人きりなら、自由にあんなことやこんなことも……おっと、筆者の性癖がバレる前に話を元に戻しましょう。ええと、人間なら程度の差はあれそんな空想にふけったことがあると思いますし、それを真面目に実現しようと研究している人も昔からいます。そのための方法の1つが錬金術なのです。

　例えば、ルネサンス期 (14〜16世紀) のヨーロッパでは、**ホムンクルス**という錬金術があったことが記録に残されています。その中で、クローン人間をつくるためにその人の精液やハーブ、人間の血液や糞などをフラスコの中に入れて、40日間腐敗させると、もう1つの魂が誕生する——などと書かれているそうです。このような非科学的な言い伝えや伝統をもとに、世界中で様々な儀式や実験が行われてきました。

　しかし、すべての実験は失敗しています。人間やその魂を生み出すことはできなかったのです。科学が発達した現代に生きる私たちは「そんなの当たり前じゃん」と思うかもしれません。でも、科学が未発達だった時代には、言い伝えどおり大真面目に儀式を行ってきたことも事実なのです。

▶ 人体の材料はお小遣いで買えちゃう

　人間を錬金術でつくり出すことは不可能だとわかりました。でも、人間は未知の物質でできているわけではありません。『鋼の錬金術師』のお話の中で、エドワードがこんな発言をするところがあります。「人体の材料は子どものお小遣いでも買えちまうぞ！」。なんと、人間の体はそんなに安い材料でできているのでしょうか？　だとしたら、具体的にいくらくらいなのでしょう。

　これについては「空想科学読本」シリーズの著者・柳田理科雄先生が試算していました。まず人間の構成成分について、62kgの成人の場合、次のようになるそうです。

　　水35L、炭素20kg、アンモニア4L、石灰1.5kg、

　　リン800g、塩分250g、硝石100g、イオウ80g、

　　フッ素7.5g、鉄5g、ケイ素3g、少量の15の元素

　どれも聞いたことがある物質ばかりですね。これらをスーパーやホームセンター、薬局でそろえると、人体のお値段が出ました。合計約56,000円！

　子どものお小遣いとしては少々高いけれど、お年玉を貯金していれば十分買えるかもしれません。エドワードが言うこともあながち間違いとは言い切れないようです。

　人体の材料の中で一番高いのは**アンモニア**です。材料費の65%はアンモニアが占めています。金額で考えれば、人体の65%はアンモニアからできているって、う〜ん、ちょっと悲しい気もしますね。

▼人間の構成成分と値段

材料	値段	材料	値段
水35L	3,115円	硝石100g	280円
炭素20kg	4,600円	イオウ80g	16円
アンモニア4L	36,432円	フッ素7.5g	10,800円
石灰1.5kg	64円	鉄5g	19円
リン800g	800円	ケイ素3g	60円
塩分250g	99円	少量の15の元素	若干

人間はアンモニアでできている：
人間はみんな刺激臭のある気体

◆ 人間はみんな刺激臭のある気体

　前節では、人体の材料費の2/3は**アンモニア**だというお話をしました。じゃぁ、人体はほとんどアンモニアでできているの？　というと、そんなに単純ではないのです。

　アンモニアと聞くと、どんなイメージがあるでしょうか。中学校の理科の授業では、「アンモニアは常温では気体で刺激臭がある」といったことを習ったと思います。となると、人間はみんな刺激臭のある気体でしょうか。そうではないですよね。「いやいや、私の職場には刺激臭があって、まるで空気のように存在感のないおじさんがいます！」という人もいるかもしれません。ここでは、そんな特殊なおじさんは例外として、一般的な人間について考えましょう。

◆ アンモニアとタンパク質の関係

　材料というのは料理とは違います。例えばカレーについて考えてみると、カレーは料理ですが、材料であるタマネギ、ニンジン、ジャガイモ、ブロッコリー、そしてカレーのルーなどを調理して初めて、カレーという料理になります。

　人体も同じです。材料がわかっていてすべて用意できたとしても、それらをうまく調理できなければ、人間という料理は完成しません。『鋼の錬金術師』では、「人体錬成」という調理法を使って人間を生み出そうとします。人体錬成は漫画の中の話なので実際には不可能ですが、アンモニアが人体の材料だということが何を意味するかというと、「材料から人体をつくり出す調理法があるとすれば、その材料としてアンモニアが必要になる」ということなのです。

　人間を「料理済みの完成物」だと考えたとき、アンモニアはどう料理されたのかというと、**タンパク質**となっています。言い換えれば、多くのアンモニアを材料として調理が行われた結果、多くのタンパク質として人間の中に存在する、ということです。そのために、人間の構成成分の中ではタンパク質が大きな地位を占めているのです。

◆アンモニアからタンパク質をつくることはできない

　誤解を招きそうなので補足しておきますが、人間はアンモニアからタンパク質をつくることはできません。先ほどの説明は、「仮に『人体錬成』といった方法があるとすれば、アンモニアという材料からタンパク質がつくられる」ことを示しただけです。残念ながら実際には人体錬成は不可能なので、「アンモニア→タンパク質」も不可能なのです。ただし、その逆の「タンパク質→アンモニア」は可能です。正確には、タンパク質を分解することでアンモニアが生成されます。

　人体では、タンパク質を分解すると**ペプチド**へ、ペプチドを分解すると**アミノ酸**へと、どんどん細かくなっていきます。タンパク質というのは、アミノ酸がたくさん結合したものなのです。

▼タンパク質の分解

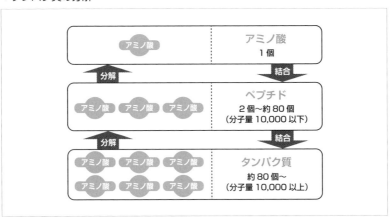

出典：大塚製薬（カラダを構成するタンパク質）(http://www.otsuka.co.jp/nutraceutical/about/nutrition/
sports-nutrition/essential-nutrients/proteins.html)

そして、アミノ酸が分解されるときに**アミノ基**($-NH_2$) が離脱してアンモニアが発生するという流れになります。

▼アミノ酸の分解とアンモニアの発生

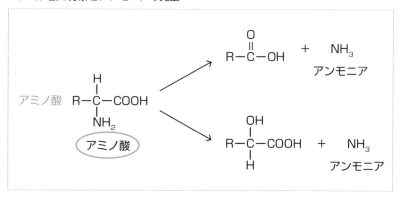

なぜ人間はアンモニアとして存在できないのか

人間の材料がアンモニアだとしたら、アンモニアのままで存在することはできないのでしょうか。それは、アンモニアの性質を考えると無理だということがわかります。アンモニアは、常温で気体、刺激臭があるというだけではなく、さらに「水に溶けやすく、人体に有害」という性質もあります。そもそも人間が気体だとすると、1か所にとどまることができずに散らばってしまいますし、水に溶けやすいので川や池、海などに吸収されてしまいますね。さらに、アンモニア自体が人体に有害な物質とされているので、人体に存在する物質として不向きです。さて、ここまでくるといよいよ話がよくわからなくなってきましたね。ここではこれ以上の深掘りはせず、この話はいったんここまでにしましょう。

とにかく、アンモニアは人体にとってよくない物質なので、タンパク質として保存しておくほうがよさそうです。

◆ 人間はアンモニアをつくっている

　アンモニアは人体にとって有害なものです。でも、人間が日々の活動においてつくり出しているものなのです。人体に有害なものなのになぜつくっているかというと、それは「仕方なく」です。

　人体の構成成分としてタンパク質が重要な地位を占めていることは説明しました。人体のタンパク質を増やすためには、タンパク質を他の場所から持ってきて体内に取り込む必要があります。その、タンパク質を取り込む方法が「食事」です。食品を摂取し、そこに含まれるタンパク質を自分の体の構成成分として利用するのです。

　ただし、食品中に含まれるタンパク質は、摂取してもそのままの形で利用することはできません。そのため、タンパク質はいったん消化されてアミノ酸に分解されてから体内に吸収されます。そして、肝臓に送られて蓄えられ、肝臓からアミノ酸が体の中の各組織に送られます。各組織では、送られてきたアミノ酸から体に必要なタンパク質を合成します。

　タンパク質を多く摂りすぎるなどして体内のアミノ酸が過剰になると、肝臓では蓄えきれなくなり、分解されるものも出てきます。その結果、アンモニアが発生するのです。つまり、「タンパク質を合成するための材料として、摂取したタンパク質を一度アミノ酸まで分解して蓄えておくけれど、どうしても蓄えきれないアミノ酸が出てきてしまうので、仕方なく分解する」ということです。アミノ酸という化合物の性質上、分解するとアンモニアが発生してしまうのです。

　摂取したタンパク質をそのまま取り込むことができたら、こんなことは起こらないんですがね……。神様は人間をそんなふうにはつくらなかったようです。

◆アンモニアは尿素にして無毒化

　アンモニアは体内にあると悪さをするので、すぐに排泄するか別の物質に変えてやる必要があります。幸い、アンモニアには水に溶けやすいという性質があるので、一部はアンモニウム塩として尿中に排泄されます。しかし、多くのアンモニアは肝臓（門脈周囲の肝細胞）で**尿素**という無毒な物質に変換されて、尿中に排泄されます。

　アンモニアを尿素に変換する流れのことを**オルニチン回路**といいます。ざっくり説明すると、オルニチン回路は**尿素回路**とも呼ばれるもので、肝細胞内にあって尿素を合成する代謝回路です（33ページ参照）。アミノ酸の代謝などによって生じる有毒なアンモニアが肝臓中のオルニチンと反応し、無毒な尿素に変換されます。そのときオルニチンは再生され、再び回路に入ります。

▼アンモニアの代謝

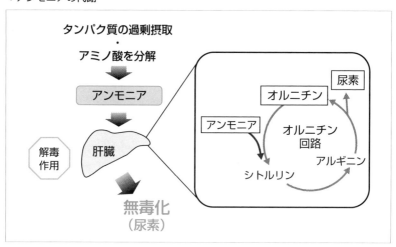

column オルニチンが含まれている食品
「第1位」はシジミではない！

近年、ネット通販やCMで「オルニチン」という名称を耳にする機会が増えましたね。オルニチンは肝臓で活躍するアミノ酸です。オルニチンは、肝臓の働きを保ち、疲労回復をもたらすことが期待されています。

オルニチンを多く含む食品として頻繁に取り上げられているのが「シジミ」です。あんなに小さな貝なのに、ほかのどの食材よりも含有量が多いといわれています。そのほかにオルニチンを多く含む食材としては、ヒラメ、マグロ、チーズ、エノキなどの名前がよく挙がります。

しかし、実はシジミよりも圧倒的に含有量が多い食品があるのです。それは、「だだちゃ豆」です。だだちゃ豆には、シジミの3〜5倍のオルニチンが含まれているという研究結果[1]が出ています。「オルニチン＝シジミ」という認識がこれだけ広まってしまった以上、いまさらだだちゃ豆を推すわけにもいかない（？）のか、メディアでは取り上げられていないようですが、シジミよりもオルニチン含有量の多い食品があることを知っておいて損はないと思います。

▼食品に含まれるオルニチン量

食品	オルニチン量 （食品100gあたり）	食品100gの目安
だだちゃ豆 （だだちゃ豆が一番多い！）	約20〜40mg [2]※2	約80さや
シジミ	10.7〜15.3mg [3]※1	約35個
キハダマグロ	1.9〜7.2mg [4]※2	刺身7〜10切れ
チーズ	0.76〜8.47mg [5]※2	スライスチーズで約5枚
ヒラメ	0.6〜4.2mg [6]※2	約1切れ
パン	0.4mg [7]※2	6枚切りパンで約1.5枚

※1 総オルニチン量　※2 遊離オルニチン量

[参考]
1) 阿部 利徳, 2012, 「エダマメにおけるダダチャマメ系品種の生育および成分特性」, 育種学研究, 13 巻・1 号, p.1-10(2011-03), 日本育種学会
2) JA 鶴岡だだちゃ豆データブック（http://www.dadacha.jp/dadacya/kenko_power.html）
3) 協和発酵バイオ (株) 社内データ
4) Antoine FR et al., J Food Sci., 66(1):72-7, 2001
5) Frau M et al., Food Chem., 60(4):651-7, 1997
6) Antoine FR et al., J Agric Food Chem., 47(12):5100-7, 1999
7) Prieto JA et al., J Chromatogr Sci., 28(11):572-7, 1990

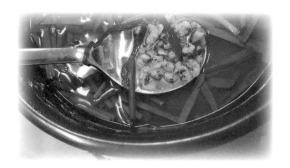

③ エネルギーの源のお話：
PTAじゃなくてATPだよ

◆ ATPってなんだ？

　ここではちょっと難しいかもしれませんが、人体とタンパク質を語るうえでとっても大事な、生化学のお話をします。うわぁー、高校生のとき教えてもらったけど意味不明だったよーという方も、できるだけ簡単に説明するので、頑張ってくださいね。さて――。

　「もう動けないよ、エネルギー切れだ……」
　疲れてもう動けなくなったとき、ついついこんなことを言ってしまいますよね。エネルギーを回復させるには、少し休憩する、ご飯を食べる、寝る、などいろんな方法がありますが、そもそも「**エネルギー**」ってなんのことでしょうか？

◆ 人間にとってエネルギーとは

　デジタル大辞泉には、エネルギーの定義として「物事をなしとげる気力・活力。物体が物理的な仕事をすることのできる能力」と書かれています。私たち人間（という物体）が、生きるという活動（仕事）をするために必要なエネルギーって、なんだと思いますか？　それは**ATP（アデノシン三リン酸）**です。「ATPとか久しぶりに聞いた！　もう覚えてないけど」、「ATP？　なにそれ、PTAのこと？」という方もおられるかも。PTA（父母と先生の会）という、他人同士が厄介な役回りを押し付け合う（？）組織活動をするにも、ATPが要るのです。普段より多めのATPが要ることが体感的にわかっている、という方もおられるかもしれません。ATPって何かっていうと、人体において**エネルギー**と呼ばれる物質です（正確にはエネルギー源ですが、ここではエネルギーとします）。呼吸や消化、運動、排泄、思考などあらゆる生命

活動をするために必要な、燃料みたいなものです。燃料ですから、ATP
は使われるとなくなります。というか、正確には ATP はなくなるので
はなく、ATP から **ADP（アデノシン二リン酸）** という別の物質に変わ
ります。

◆ATP と ADP と AMP

　アデノシン（Adenosine）に**リン酸**（Phosphoric acid）が1個（M）だけ
くっついたものを **AMP（アデノシン一リン酸）** といいます。M は mono
（モノと読み、1という意味）の略です。AMP は**アデニル酸**ともいいます。
　AMP にリン酸がもう1個くっついて合計2個になったものを **ADP（ア
デノシン二リン酸）** といいます。D は di（ジと読み、2という意味）の略
です。さらに、ADP にリン酸がもう1個くっついて合計3個になったも
のを **ATP（アデノシン三リン酸）** といいます。T は tri（トリと読み、3と
いう意味）の略です。

◆ATP からエネルギーを生み出す仕組み

　さて、ATP からどうやってエネルギーが生み出されるのでしょう
か。ATP はアデノシンにリン酸が3個結合したものです。仮にアデノ
シンが男だとしたら、リンさんという中国人の美女が3人もくっつい
てモテモテですね！　きっとアデノシンは資産家で、おかねをチラ
つかせて3人もの美女をはべらせているに違いありません。アデノシ
ンばかりずるいですね。ぐぬぬ。はっ！　すみません、ちょっと取り
乱しました。続けます。
　アデノシンは、DNA を形づくっている核酸塩基の1つであるアデニ
ンにリボースという5炭糖が結合したものです（次図参照）。アデノシ
ンにくっついている3個のリン酸のうち、2番目と3番目のリン酸の結
合部分は、強い力（高いエネルギー）で結合されています。
　この、リン酸同士が強くっついている部分が切れて、アデノシン二

リン酸（ADP）に分解されると、エネルギーが放出されます。このエネルギーによって、物資の合成・分解と輸送、酵素反応、筋肉の収縮、発熱などの生命活動、すなわち代謝が進むのです。逆に、3個目のリン酸をくっつけるときには、大きなエネルギーが必要になります。この仕組みにより、3個目のリン酸をくっつけたり外したりすることで、エネルギーの貯蔵と放出をしています。これはどの細胞でも共通に行われていることです。これを図にすると次のようになります。

▼ATPとADPによるエネルギーの貯蔵・放出の仕組み

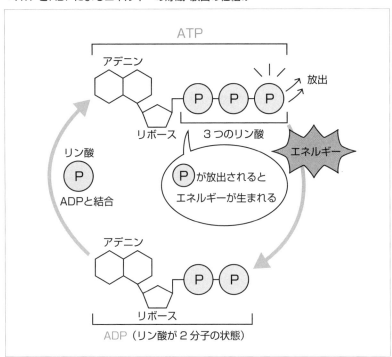

つまり、すべての生物は、ATPとADPを交互に変換させることで、エネルギーを蓄えたり放出（使用）したりしているのです。ちょっと難しい内容でしたが、ご理解いただけたでしょうか。

　ちなみに、人間の臓器の中でエネルギーを一番多く使うところはどこか、おわかりでしょうか？

　それは、「脳」です。私たちの脳の重量は体重全体の2%にしかすぎませんが、安静時でも全身酸素消費量の約20%を消費しています。体の司令塔である脳は、ものすごく多くのエネルギーを必要とするのです。そのため、脳を活発に動かすためには、脳神経細胞内に大量のATPを供給する必要があります。

◆ATP はどこから調達するのか？

　ATPがエネルギーの源だということはわかりました。では、どうやってそのATPをつくるのか──それをこれから説明します。ATPをつくる方法としては、大きく分けて3つのプロセスがあります。1つ目は**ブドウ糖**を分解してATPをつくり出す**解糖**、2つ目は**クエン酸回路**、3つ目は酸素を使ってATPを生み出す方法です。それでは、これらについて1つずつ順番に説明していきますね。これら3つのプロセスは内容的にちょっと難しいので、わからないよーという方は、次章の頭まで読み飛ばしても大丈夫です。

●解糖

　ATPはいろいろな物質からつくることができます。その中で最も基本となるのは、ブドウ糖（グルコース、$C_6H_{12}O_6$）からつくる方法です。ブドウ糖を分解していくと、数段階のステップを経て**ピルビン酸**（$C_3H_4O_3$）になります。このときにATPができます。1つのブドウ糖から2つのATPができます。簡単にいえば、「糖分を摂取したらエネルギーに変わる」ということです。ブドウ糖の分解なので**解糖**といいます。解糖の流れを**解糖系**と呼ぶこともあります。

▼ブドウ糖からATPをつくる

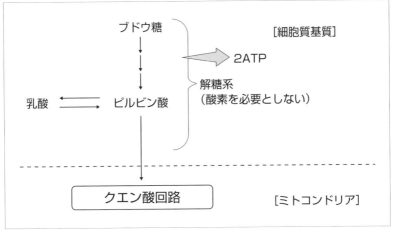

ブドウ糖　　　　　　　　［細胞質基質］

2ATP

乳酸 ←→ ピルビン酸　　解糖系
（酸素を必要としない）

クエン酸回路　　　　　［ミトコンドリア］

出典：田中越郎『好きになる生化学』2012、講談社）を一部改変

　解糖の特徴は、「酸素を必要としない」ということです。化学や生物学の世界では、酸素を必要とする場合を好気、酸素を必要としない場合を**嫌気**といいます。そのため、解糖は嫌気的解糖と呼ばれることもあります。

　解糖で生み出されるATPの量は1回につき2個なので、あまり多くはありません。しかし、酸素が不要なので、例えば激しい運動をしたりして酸素供給が間に合わない場合でも、この解糖によりATPをつくり出すことができるのです。

◆ 解糖は細胞質基質で行われる

　解糖は細胞の**細胞質基質**で行われます。つまり、解糖に必要な酵素は細胞質の液体中に溶けた形で存在するということです。赤血球のように、細胞内にミトコンドリアなどを持っていない細胞でも、この解糖によって ATPをつくり出すことができます。赤血球は酸素を運ぶだけでなく、解糖によってATPをつくる働きもあるんですねぇ。

▼解糖に必要な酵素

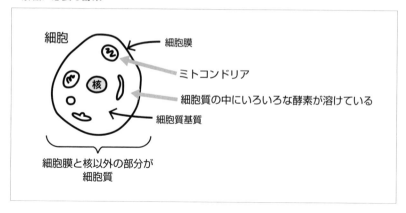

◆疲労の原因は乳酸

　ブドウ糖の分解産物であるピルビン酸は、**乳酸**に変化します。乳酸は疲労物質ともいわれます。激しい運動を続けたときなどは、酸素供給が追い付かなくなり、この乳酸が増えてきます。乳酸が増えると体液のpHは酸性側に傾き、解糖系の酵素が働きにくくなり、結果としてATPの産生効率が低下してきます。激しい運動を続けると、だんだん筋力が低下してくる理由の1つは、解糖によって生み出された乳酸が増えてくることにあります。

　解糖の特徴をまとめると次のようになります。

・ ATP 産生に酸素が不要
・ 最終産物はピルビン酸もしくは乳酸
・ ATP 産生量は少ない
・ 細胞質基質で行われるので、どんな細胞でも可能
・ 反応式は $C_6H_{12}O_6 \rightarrow 2C_3H_4O_3 + 4H$ (+2ATP)

● 糖新生

ATPをつくるためにはブドウ糖が必要だとお伝えしました。しかし、ブドウ糖が不足した場合はどうなるのでしょうか。例えば、最後の食事から長時間経ったときなど、ブドウ糖の供給が止まってしまいそうです。実は、人間はよくできているもので、ブドウ糖の供給が止まらないように、他の物質からブドウ糖を合成する能力を持っています。これを**糖新生**といいます。

代表的な糖新生は乳酸を材料にするもので、解糖系の矢印をほぼ逆向きにたどっていきます。つまり、乳酸とATPからブドウ糖をつくることができるわけです。乳酸以外の材料としては、グリセロールや一部のアミノ酸があります。糖新生は主に肝臓で行われています。

▼筋肉の疲労と疲労回復（コリ回路）

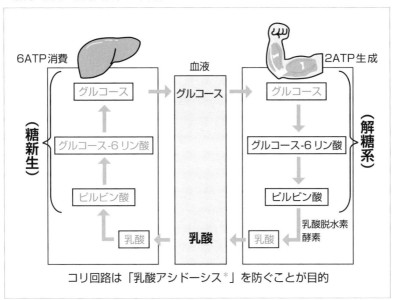

※**乳酸アシドーシス**　血中の乳酸が異常に増えて血液が酸性になった状態。

● 酸素を使ってATPをつくる

　解糖系でもATPがつくれました。しかし、解糖系の最大の欠点は、ATPの産生量が少ないということです。1個のブドウ糖からATPは2個しかつくれないのです。もっと大量にATPをつくるにはどうしたらよいでしょうか。その解決法は「酸素を使うこと」です。

　酸素を使ってATPをつくり出す基本の代謝経路に、**クエン酸回路**と呼ばれるものがあります。別名 **TCA回路** (Tri-Carboxylic Acid cycle：カルボキシ基を3つ持つ酸を使った回路) ともいいます。

▼クエン酸回路を使ったATP産生

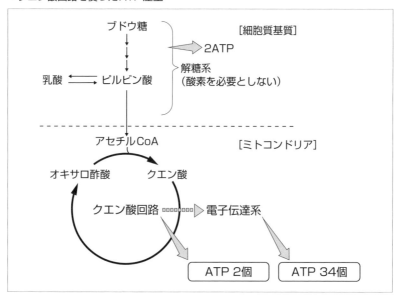

● クエン酸回路

　クエン酸回路では、解糖によってできたピルビン酸をアセチルCoAに変化させ、そしてこのアセチルCoAをクエン酸に変化させ、さらに次のものに変化させながらATPを産生します。クエン酸は一連の反応を経て最終的に**オキサロ酢酸**というものになります。

　このオキサロ酢酸は、最初に出てきたアセチルCoA と反応してクエン酸になります。あとはこの繰り返しです。だから**クエン酸回路**といいます。クエン酸回路ではATPが2個産生されます。先ほど「アセチルCoA をクエン酸に変化させ……」といいましたが、より正確には「アセチルCoAをオキサロ酢酸と反応させて、クエン酸に変化させ……」ということです。

　ここまでの流れをまとめると、1個のブドウ糖は、解糖系で2個のATPを生み出し、解糖系が終わると、次にクエン酸回路で2個のATPを生み出すということです。

◆クエン酸回路では水素を渡している

　おいおい、たった2個？　解糖系と変わらないじゃん！　と思うかもしれませんね。

　クエン酸回路では、2個のATPを生み出す過程で、実は別のことも行っています。それは、いったん水素を渡すということです。水素を受け取るのは、**NAD**（ニコチンアミドアデニンジヌクレオチド）および**FAD**（フラビンアデニンジヌクレオチド）という物質です（わざわざ覚えなくても大丈夫）。NAD と FAD は補酵素といわれるもので、ビタミン（ニコチン酸とビタミンB）の一種です。難しくなってしまうので、これらの物質の詳しい働きについては省きますね。

◆水素はいったん渡すだけ

　クエン酸回路が進む間に、NAD および FAD がいったん水素（H）を受け取って NADH と $FADH_2$ になります。「いったん」を強調する理由は、すぐに水素が取られるためです。なぜいったん水素を渡す必要があるかというと、水素を取るとき（酸化されるとき）に大きなエネルギーが発生するので、そのエネルギーを使って ADP を ATP にするためです。ADP を ATP にするためには大きなエネルギーが必要でしたよね。

そのエネルギーを得るために、いったん水素の受け渡しをする必要
があるのです。これらの反応は水素 ($H^+ + e^-$) の受け渡しであるため、
電子伝達系と呼ばれています。

▼クエン酸回路

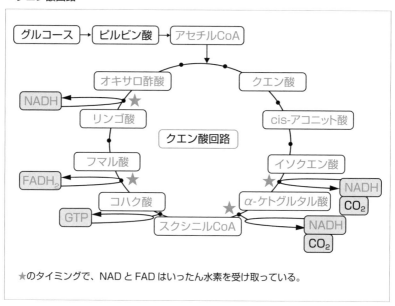

★のタイミングで、NAD と FAD はいったん水素を受け取っている。

◇電子伝達系

　電子伝達系では、解糖系および TCA 回路でつくられた NADH や
$FADH_2$ が酸化される（水素が取られる）ことと、ADP→ATP の反応（リ
ン酸がくっつく反応）によって ADP がリン酸化されることが、一連の
過程で起こっています。そのため、電子伝達系で ATP をつくることを
酸化的リン酸化ともいいます。ちなみにこの過程で、NADH が電子を
放出して NAD^+ に変換され、水素イオン (H^+) が放出された電子 (e^-) と
酸素 (O_2) を受け取って水 (H_2O) が生成します。

　1個のブドウ糖からクエン酸回路で2個、その過程における電子伝達系では34個、つまり、クエン酸回路（電子伝達系を含む）では合計36個のATPをつくることができます。解糖系だけでは2個のATPしかつくられなかったので、効率の差は歴然ですね！　あらびっくり！

◤ クエン酸回路や電子伝達系を遂行するミトコンドリア

　さてさて、クエン酸回路および電子伝達系の反応を遂行しているのは、どこだと思いますか？

　それは、細胞内の小器官である**ミトコンドリア**です。ミトコンドリアは、ブドウ糖を原料としてATPをつくるためのキーとなる存在なのです。ミトコンドリアは、私たちが食べたご飯（炭水化物：糖質）、魚、肉など（タンパク質・脂肪）から分解された栄養素をもとに、ATPをつくり出しています。ミトコンドリアが生み出したATPを私たちは使っているのです。

▼ ATPを生み出すミトコンドリア

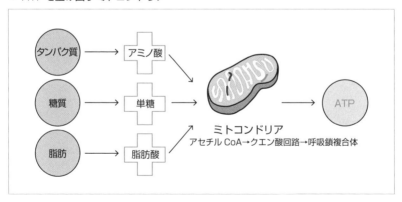

◆ミトコンドリアってなんだ？　アナコンダ？

おいおい、急にミトコンドリアっていうのが出てきたんだけど……
と思われたかもしれません。これから説明しますね。

ミトコンドリアは細胞内にある小器官で、体内のほとんどの細胞
に存在します。肝臓や腎臓など重要な臓器においては、1つの細胞内
に数百～数千個もある（全体では体重の約1/10程度）といわれていま
す。

その主な働きはATPの産生です。ミトコンドリアは、いわばATPを
産生する工場みたいな存在です。この工場は、24時間365日稼働し続
け、ATPの95%がここで生成されています。

◆ミトコンドリアの構造

ミトコンドリアは**外膜**および**内膜**という二重の膜を持っており、外
膜と内膜の間の空間を**膜間腔**、内膜の内側の部分を**マトリックス**と
いいます。

外膜はある程度以下の分子量を持つ分子を通すので、膜間腔のイ
オンなどの組成は細胞質中とほぼ同じとなっています。解糖系は細
胞質で行われます。

▼ミトコンドリアの構造

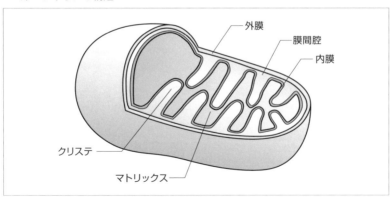

内膜は特定の分子やイオン以外は通さないので、マトリックスの組成は膜間腔とは異なるものになっています。クエン酸回路（TCA サイクル）は、ミトコンドリアのマトリックスで行われます。また、電子伝達系はミトコンドリアの内膜で行われます。

◆ミトコンドリアは休まないの？

　ミトコンドリアに休む暇はありません。なぜ休む暇もなく稼働し続けているかというと、ATP は体内にほとんど貯蔵できないからです。私たちは生きている間、ずっと ATP を消費し続けているため、常に産生し続ける必要があります。人の体は、50〜100kg という膨大な量の ATP を毎日ミトコンドリアで生成しては、代謝して消費することを繰り返しているのです。

　ミトコンドリアと呼ばれる ATP 工場では、ブドウ糖と酸素と水を原料とし、様々な酵素・補酵素が触媒的な働きをすることで、ATP が生み出されています。ちなみに、このことを生物学的には**内呼吸**といいます。なぜかというと、呼吸は「酸素を吸って二酸化炭素を吐き出す」行為ですよね。一般的にはその役割を担うのは肺です。しかし、肺以外にも酸素を使って二酸化炭素を出す器官があります。それがミトコンドリアです。ミトコンドリアは、血液によって運ばれてきた酸素を使って ATP を生成しますが、そのときに二酸化炭素も生み出します。つまり、ミトコンドリアも酸素を使って二酸化炭素を出す働きをしています。これも呼吸なんじゃないか？　と生物学では捉えられるようになり、肺で行う呼吸を特に「外呼吸」、ミトコンドリアが行う呼吸を「内呼吸」と呼んで区別することもあります。勉強になりますね！

◆ATP が生成される 3 つの仕組みのまとめ

　ATPが生成される3つの仕組みを長々と説明してきましたが、端的にまとめますね。

● 解糖系：細胞質にて

　酸素を使わない（嫌気）過程で、ブドウ糖がピルビン酸にまで分解される経路が解糖系です。短時間でATPをつくり出せますが、ブドウ糖1個からATPは2個しか生成されません。

● クエン酸回路（TCAサイクル）：
　ミトコンドリアのマトリックスにて

　解糖系でできたピルビン酸をアセチルCoA に変え、そこからクエン酸がつくられて、様々な反応を経てATPが2個生成されます。また、NADとFADに水素が受け渡されます。

● 電子伝達系：ミトコンドリアの内膜にて

　クエン酸回路でできた水素が水素イオンと電子に分割され、酸素と反応して水ができる過程で、ATPが34個生成されます。

　これら3つの過程で、1個のブドウ糖から合計38個のATPが生成されます。ATPは、生命維持に必要不可欠なエネルギー物質として利用されています。

● その他

　ちなみに、ATPはブドウ糖以外からも生成されます。代表的なのは、脂肪が利用される場合、およびタンパク質が利用される場合です。いずれも、クエン酸回路を使ってATPを生成する大まかな過程は、ブドウ糖の場合と同じです。

◆ 脂肪が利用される場合

　脂肪は**グリセロール**と**脂肪酸**に分解され、脂肪酸は**アセチルCoA**にまで分解されてクエン酸回路に組み込まれ、グリセロールは解糖系の途中に入り糖新生に利用されます。脂肪を使った場合、1個からATPが120個以上生成されます。

　脂肪を優先的に使用してエネルギー（ATP）を生み出す体質になれば、エネルギーを生み出すために脂肪を使うので、体脂肪率が低下して肥満解消につながるといえますね！　こうした体質になるためには、有酸素運動の習慣化などが効果的といわれていますよ。

◆ タンパク質が利用される場合

　タンパク質は**アミノ酸**に分解され、アミノ酸から**アミノ基**が分離されます。アミノ基に含まれる窒素はATPの生成には役に立たないためです。残った炭素、水素、酸素から構成される分子に変換されたのち、クエン酸回路に入ってATP産生に利用されます。

　ちなみに、分離されたアミノ酸は有毒なアンモニアに変化してしまうため、肝臓で有毒なアンモニアを無毒な尿素に変化させて、腎臓から尿中に捨てています。この、尿素を産生する代謝経路をオルニチン回路または尿素回路といいます（16ページ参照）。

▼オルニチン回路（尿素回路）

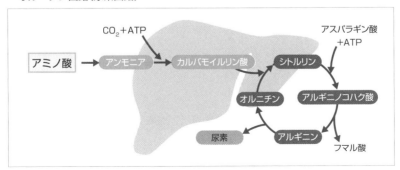

column ミトコンドリアはどうやったら増える？活性化する？

ミトコンドリアは、筋トレや有酸素運動で増えるといわれています。

基礎代謝（103ページ参照）のうち、意識的に鍛えて数値を上げることができるのは筋肉で、25％程度を占めます。また、ATPを生成するミトコンドリアの80％は骨格筋に存在するとされています。そのため、ミトコンドリアは、筋トレや有酸素運動を行うことにより増加し、ATPの代謝の量とスピードが上がると、熱エネルギーの産生が促進されて、冷え性の改善につながるといわれています。つまり、「鍛えて筋肉をつけると、冷え性の改善につながる」ということですね！

さらに、空腹状態下では、体はエネルギーをつくるべく、ミトコンドリアを増やそうとします。食べすぎに注意し、空腹を感じる時間を増やすことで、物理的な摂取量の削減のみならず、ミトコンドリアの観点からもダイエットにつながります。

また、ミトコンドリアは体温37℃（36.5℃以上）で最も活性化するといわれています。逆に低体温下では、ミトコンドリアの活動が弱まり、ATPの生成力が落ちて代謝が下がり、太りやすくなって、さらには免疫力も下がる——という負のスパイラルに陥ります。

ミトコンドリアの活性化という観点からも、体をしっかりと温めることが、日々の健康維持のためにとても大切なようですね！

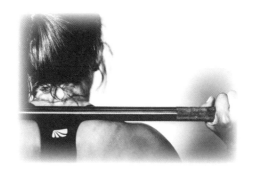

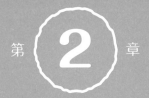

第 2 章

これは知らなかった！
タンパク質の仕組み

　身近な栄養素のタンパク質ですが、タンパク
質って一体なんなのでしょう？　タンパク質っ
てこういうふうにできているんだ！　よいタン
パク質とよくないタンパク質があるなんて全然
知らなかった！　ここではそんなお話をしてい
きます。

① 三大栄養素ってなんだ？
栄養素の三権分立

◆栄養ってなに？

　皆さんは食べ物の好き嫌いはありますか？　筆者は子どもの頃、ピーマンが苦手でした。ピーマンは苦くてあまり美味しくないし、友達もみんな嫌いって言っていましたから。でも、母親からは「ピーマンには栄養があるから食べなきゃダメよ」って何度も言われた記憶があります。大人になるとピーマンも美味しく食べられるようになりましたが、子どものピーマン嫌いって永遠の課題ですね。

　さて、そもそも栄養ってなんでしょうか。そんなふうに聞かれると、説明しにくいですよね。広辞苑によると、栄養とは「生物が生命を維持し、生活してゆくため、体外から適当な物質を取り入れ、からだを成長させ、機能を保ち、エネルギーを得ること」とされています。

　もう少し詳しい表現で、「自然界から摂取したいろいろな物質を、消化・吸収することで体内に取り込み、分解（異化作用）や合成（同化作用）によって、生命活動に必要な成分に変換させること」と言い換えることもできます。栄養の例としては、「ピーマンを食べ、体に必要な成分に変えて、エネルギーを得る」といったことが挙げられます。

　ここでひとつ注意してほしいのですが、**栄養**というのは物質ではなくて過程なのです。栄養するために必要な物質は**栄養素**といいます。あまり細かいことをいうと嫌われますが、冒頭で紹介した母親の言葉の中で、「ピーマンには栄養がある」というのは厳密には間違った言い方です。正しい表現は、「ピーマンには栄養素がある」ですね。

◆三栄養素ってなに？

　皆さんは三大栄養素という言葉を聞いたことがありますか。

　たくさんある栄養素の中でも、炭水化物、タンパク質、脂質の3つを
まとめて**三大栄養素**といいます。これらは、私たちの体が適切に機能
し、エネルギーをつくり出すために、大量に必要とされる栄養素です。

　三大栄養素のそれぞれの役割を簡単に説明すると、炭水化物は「体
に必要なエネルギーを提供する」要素、タンパク質は「体の構造や機
能を支える」要素、脂質は「体にエネルギーを供給し、細胞膜を形成す
る」要素です。

　例えば、炭水化物は体のエンジンになっています。エンジンが車を
動かすように、炭水化物が「体を動かすために必要なエネルギー」を
供給しています。タンパク質は体をつくる大工さんみたいな存在で
す。大工さんが建物を建てるように、体の細胞や組織、筋肉などをつ
くっています。脂質は体内にエネルギーをためる大金庫になってい
ます。本物の大金庫が大量のお金を保管するように、体にエネルギー
をたくさんためておいて、必要なときに取り出すのです。

◆三大栄養素はどうして炭水化物、タンパク質、脂質なの？

　1827年、イギリスの**ウィリアム・プラ
ウト**氏が食品から糖、油、卵白様物質の
3つを分離し、糖質、脂質、タンパク質と
いう三大栄養素の概念を提唱しまし
た。

▼ウィリアム・プラウト

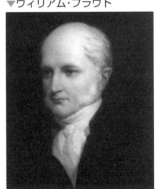

　ただし、その後の栄養学の発展に伴
い、三大栄養素以外にも、ビタミンやミ
ネラルといった体に必要な栄養素が発
見されています。人が生物として生き
るのに欠かせないこれらの栄養素はす

べて、食物を食べることによって外部から補給しなければなりません。

　ビタミンやミネラルが三大栄養素に取って代わることはないのか？という疑問を抱くかもしれませんが、そうはならないようです。三大栄養素ほど、体のエネルギー源、体の構造や機能を支える要素、細胞膜やホルモンなどの構成要素を提供するために重要な栄養素はほかにないのです。

◆栄養学の昔ばなし

　このように、食物が体内で糖質、タンパク質、脂質などの栄養素に分解されて吸収され、生命活動に必要なエネルギーとなり、あるいは体の筋肉や組織を形成する——という「栄養」の仕組みが、近代科学の力によって明らかにされて近代栄養学に発展したのは、19世紀の後半から20世紀初めのことです。古代のギリシャ、ローマでは、自然の精気（**プネウマ**）が食物に取り込まれて体内に入り、生命の原動力になるのだと、観念的に考えられていました。

　例えば、ヒポクラテスと並ぶローマ医学の権威者であった**ガレノス**は、「呼吸で取り込まれた自然の精気（プネウマ）が、血液により全身に運ばれて生命が保たれ、体が成長する」と考えていました。しかし、ルネサンス時代になると、顕微鏡によって細胞が観察され、人体の組織や器官の解剖観察が行われ、それまでの観念的な人体の構造や生理に関する知識が根本的に改められました。食物を構成する成分は化学物質であり、人体における食物の消化・吸収現象はその化学物質の変化にほかならない、と考えるようになったのです。

▼ガレノス

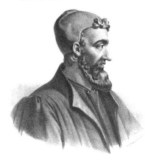

そして、栄養学を含む多くの科学分野の発展とともに、より科学的に私たちの生命維持の仕組みが解明されていったのです。

column　世界三大スープは4つある？

世の中には「三大〇〇」といった類いの有名なシリーズがいくつもあります。例えば、世界で特に有名な3つの滝は、南アメリカ大陸の「イグアスの滝」、アフリカ大陸の「ビクトリアの滝」、北アメリカ大陸の「ナイアガラの滝」で、これらを**世界三大瀑布**といいます。また、世界三大美女といえば、エジプトの「クレオパトラ」、中国の「楊貴妃」、日本の「小野小町」の3名です（これは日本限定のようですが）。

ここで1つ面白いお話を紹介します。世界には三大スープと呼ばれるものもあります。タイの「トムヤムクン」、中国の「フカヒレスープ」、フランスの「ブイヤベース」、ロシアの「ボルシチ」の4種類です。「ん？　三大スープなのに4つ……!?」と思いますよね。でも、間違いではありません。三大スープは4つあるのです。

実は、**世界三大スープ**の選定には、厳密な根拠がありません。また、考案

者も諸説あり、はっきりしていない状況なのです。冒頭で紹介した「世界三大瀑布」や「世界三大美女」のように、知名度の高いものを並べるときは、一般的に3つ取り上げられる傾向にあります。

しかし、スープの分野では4つの有名なスープが存在したことから、3種類ではなく4種類とされているのです。「4つあるけど、ベストフォーよりベストスリーのほうが、なんか響きがいいし、三大スープって言いたいんだもん！」ということのようです。なんだか不思議な話ですねぇ。

▼ブイヤベース

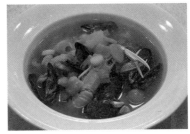

② 食べたものはどうやって タンパク質になるの？

◆タンパク質とアミノ酸の関係

　タンパク質が**アミノ酸**と呼ばれる基本的な構成要素からなることは、すでに説明しました。私たちはアミノ酸を食べているわけではありませんよね。食べたものをアミノ酸に分解して、アミノ酸を再びタンパク質として合成できるようにするためには、消化システムが働きます。

　タンパク質が多く含まれている食品の代表として、お肉を例に考えてみましょう。食べたお肉が胃の中に入ると、胃酸によってお肉は消化されます。お肉が消化によって溶かされてドロドロになると、タンパク質はその結合が解けてアミノ酸に分解されてしまいます。胃で消化されたお肉はアミノ酸などになって小腸に運ばれます。そして、小腸の粘膜からアミノ酸が吸収されます。吸収されたアミノ酸は、血液中を流れて細胞内に到達します。細胞内では、これらのアミノ酸が特定の順番に連結され、タンパク質として合成されます（**タンパク質合成反応**）。

　合成されたタンパク質は、人体において様々な役割を担います。例えば、**コラーゲン**や**エラスチン**と呼ばれるタンパク質は、皮膚や爪などを構成するために使われます。また、**成長ホルモン**や**インスリン**と呼ばれるタンパク質は、ホルモンとして関与します。さらに、抗体となったタンパク質は免疫システムの一部として機能し、**アミラーゼ**や**ペプシン**と呼ばれるタンパク質は酵素として細胞内の様々な反応を促進することもできます。

　タンパク質はエネルギー源としても利用されます。特に、糖質と脂質が不足した場合、タンパク質はそれらの代わりとなってエネルギーを提供することができます。

　以上のことをざっくりまとめると、「タンパク質を食べると、消化管内でアミノ酸に分解され、分解されたアミノ酸は細胞内に運ばれて種々のタンパク質に組み立てられ、人体内で様々な役割を担う」、そして「タンパク質は糖質と脂質が不足した際のエネルギー源にもなる」ということです。

▼タンパク質の分解から合成までの流れ

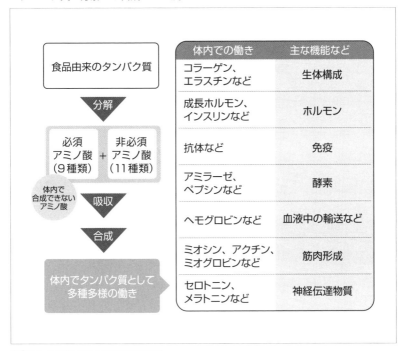

体内での働き	主な機能など
コラーゲン、エラスチンなど	生体構成
成長ホルモン、インスリンなど	ホルモン
抗体など	免疫
アミラーゼ、ペプシンなど	酵素
ヘモグロビンなど	血液中の輸送など
ミオシン、アクチン、ミオグロビンなど	筋肉形成
セロトニン、メラトニンなど	神経伝達物質

出典：https://ethical.jp/wellness/protein/

◆アミノ酸にもたくさんの種類がある

　私たちの体の約20%はタンパク質だといわれており、タンパク質はアミノ酸からできているので体の約20%はアミノ酸。体重50kgの成人であれば、10kgものアミノ酸が含まれています。

▼人間に含まれるアミノ酸の割合

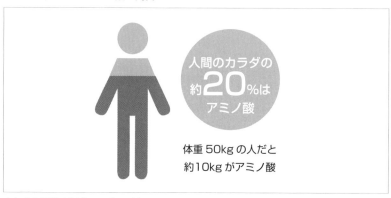

出典：協和発酵バイオ（アミノ酸とは）(https://www.kyowahakko-bio-healthcare.jp/healthcare/aminoacid/about.html)

　ひと口にアミノ酸といってもたくさんの種類があります。今日では、500種類以上のアミノ酸があることが知られています。体内のアミノ酸の多くは、それらが長くつながったタンパク質という状態で存在しています。

　500種類以上あるアミノ酸のうち、体内のタンパク質の材料として使われているのは20種類です。20種類のアミノ酸の名前を覚えるのはちょっと面倒ですが、学校のテストとかでは結構問われるので、学生の方は覚えておくとよいと思います。

　20種類のアミノ酸のうち、グリシン、アラニン、グルタミン酸、グルタミン、セリン、アスパラギン酸、アスパラギン、チロシン、システイン、アルギニン、プロリンの11種類は体内で合成されています。残りの9種類は体内では合成されません。つまり、自分の体でつくること

ができないアミノ酸です。

　しかし、20種類のうち1種類でも欠けると、私たちの体はタンパク質をつくることができません。そのため、20種類のアミノ酸が全部必要なのですが、9種類は自分の体ではつくれないのです。さてさて困りましたね。どうしたらよいでしょうか……。

　その解決策は、食事をすることです。自分ではつくれない9種類のアミノ酸を含むものを食事によって体内に取り込めば、万事解決です！　自分でつくれないなら、もらっちゃえ！　ということですね。体内でつくれないけれども人間に必要な9種類のアミノ酸は、**必須アミノ酸**と呼ばれます。「人間が自分でつくることはできないから、食事で摂ることが必須だよ！」という意味ですね。必須アミノ酸を覚えたい人のために9種類のアミノ酸を具体的に書くと、バリン、ロイシン、イソロイシン、スレオニン（トレオニン）、メチオニン、リジン、フェニルアラニン、トリプトファン、ヒスチジンのことです。どんな食品に多く含まれているのか気になりますよね。このあと、必須アミノ酸を効率よく摂取するためには何を食べたらよいかについてお話しします。

▼タンパク質を構成する20種類のアミノ酸

必須アミノ酸	非必須アミノ酸
●イソロイシン ●トリプトファン ●スレオニン ●バリン ●ヒスチジン ●フェニルアラニン ●メチオニン ●リジン ●ロイシン	●アスパラギン ●アスパラギン酸 ●アラニン ●アルギニン ●グリシン ●グルタミン ●グルタミン酸 ●システイン ●セリン ●プロリン ●チロシン

◆ 必須アミノ酸の覚え方

「風呂場椅子独り占め」

> フェニルアラニン、ロイシン、バリン、イソロイシン、スレオニン、ヒスチジン、トリプトファン、リジン、メチオニンの順

◆ 必須アミノ酸が多く含まれている食材

　ここでは、必須アミノ酸がどんな食品に含まれているのか紹介しましょう。必須アミノ酸はタンパク質を構成していることが多いため、ここで紹介する食品は基本的にタンパク質含有量の多いものとなっています。

▼必須アミノ酸を多く含む食品

> 1．ヒスチジン…………鶏むね肉、マグロ、かつお節、チーズ
> 2．フェニルアラニン…豚ヒレ肉、卵、かつお節、チーズ、するめ
> 3．トリプトファン……鶏むね肉、卵、チーズ、数の子
> 4．リジン………………豚もも肉、卵、チーズ、煮干し
> 5．メチオニン…………鶏むね肉、牛もも肉、チーズ、かつお節
> 6．スレオニン…………鶏むね肉、豚ヒレ肉、数の子、チーズ
> 7．イソロイシン………鶏むね肉、卵、チーズ、牛乳
> 8．ロイシン……………卵、チーズ、牛乳、かつお節
> 9．バリン………………鶏むね肉、チーズ、牛乳、煮干し

　ざっと見ると、鶏肉や豚肉、卵、チーズなどに、必須アミノ酸が多く含まれていますね。おおむねこれらを摂取していれば、必須アミノ酸は摂れているということです。ここで注意してほしいのですが、「必須アミノ酸を多く含む食品を摂ればいいんじゃん！」という考えはダメです。すべての必須アミノ酸をバランスよく摂ることが大事なのです。

　必須アミノ酸をバランスよく含んだ食品（タンパク質）は、体内で効率よく利用され、老廃物となる余分な成分も少ないことが知られています。このようなタンパク質は**良質なタンパク質**と呼ばれます。タンパク質の中にも、よいタンパク質とよくないタンパク質があるのです。次はタンパク質の質についてお話ししますね。

◆ よいタンパク質とよくないタンパク質ってなに？

　先ほど、アミノ酸は約500種類あるということをお伝えしました。タンパク質はアミノ酸が結合したものでしたね。しかし、1つのタンパク質に500種類のアミノ酸がすべて含まれているわけではありません。となると、ひと口にタンパク質といっても、たくさんの種類のアミノ酸を含むタンパク質と、そうでないタンパク質とがあるんだろうと想像できますよね。

> 胃切除後など、少量で栄養価の高いものを摂取するためには、欠かせない食材です。

▼チーズ

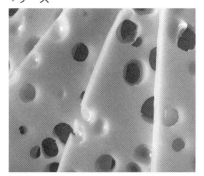

▼卵

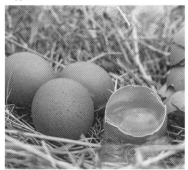

　タンパク質は、人間の体内だけで10万種類以上、自然界全体では実に約100億種類も存在するといわれています。それぞれが決まった固有の働き（機能）を持って、生き物の生命活動を支えています。

　この膨大な種類のタンパク質を分類するため、1973年にFAO（国際連合食糧農業機関）とWHO（世界保健機関）の手で、**アミノ酸スコア**という1つの指標がつくられました。これは、タンパク質を構成するアミノ酸のうち人間にとって大事なものが多いなら「よいタンパク質」、少ないなら「よくないタンパク質」だとする考え方に基づき、所定の基準をもとにタンパク質を点数付けするものです。

◆アミノ酸スコアとは？

　アミノ酸スコアとは、タンパク質の栄養価を示す指標のことです。タンパク質を構成するアミノ酸は、人間にとってとても大事な**必須アミノ酸**と、あまり大事ではない**非必須アミノ酸**に区分されています。そして、体内で生成できない9種類の必須アミノ酸は人間にとってとても大事なアミノ酸なので、それぞれ必要量が提唱されています。「食品に含まれている必須アミノ酸が、必要量をどれくらい満たしているか」によって、アミノ酸スコアが算出されます。このスコアが100に近い数値であるほど理想的です。

　アミノ酸スコアでは、それぞれの必須アミノ酸のバランスがとても重要です。アミノ酸のバランスは、しばしば桶にたとえられます。

　次ページの図にあるように、1つの必須アミノ酸を1枚の板に見立てた桶をイメージしてみましょう。必須アミノ酸は全部で9種類でしたね。なので、桶は9枚の板でできています。

▼アミノ酸の桶の理論

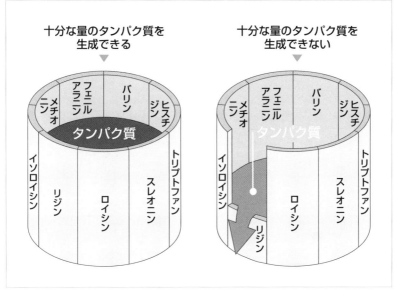

出典：江崎グリコ株式会社（アミノ酸の桶理論）（https://cp.glico.jp/powerpro/amino-acid/entry37/）

　左の桶は、アミノ酸スコア100の場合を示しています。すべてのアミノ酸が満たされていることで、すべての板の高さが桶の高さにそろい、桶の中の水（タンパク質）がこぼれないようになっています。この状態のときに、体の中では十分なタンパク質が生成されると考えられています。

　一方、右の桶ではリジンが不足しているために、リジンの板の高さまでしか水（タンパク質）をためることができません。つまり、板の長さが1枚でも短いと（アミノ酸含有量がどれか1つでも不足していると）、その分のタンパク質しか生成できないことが示されています。

　このように、9種類の必須アミノ酸のすべてがバランスよく含まれていることでアミノ酸スコアは高くなり、体内で十分なタンパク質が生成されるのです。

◆アミノ酸スコアが高い食品はなに？

　タンパク質を摂るならアミノ酸スコアの高い食品がよい、ということがわかりましたね。では、アミノ酸スコアの高い食品にはどのようなものがあるのでしょうか。代表的な食品のアミノ酸スコアは次図のとおりです。

　動物性タンパク質はスコアが高い傾向にあります。とはいえ、脂質の多い動物性タンパク質ばかりを食べていると、栄養バランスが崩れてしまいます。

▼アミノ酸スコアの例

穀　類		豆類加工品		野　菜	
玄米	67	アズキ(ゆで)缶詰	91	ブロッコリー(生)	76
発芽玄米	64	こしあん	94	ニラ(生)	92
精白米	56	つぶあん	93	ホウレン草(ゆで)	97
食パン	33	きな粉	86	小松菜	81
ライ麦パン	44	木綿豆腐	100	**魚介類**	
うどん(ゆで)	31	絹ごし豆腐	100	マイワシ	100
そうめん(ゆで)	31	ひきわり納豆	100	サンマ刺身(皮なし)	100
ナッツ類		豆乳(無調整)	100	しらす干し(微乾燥)	100
ピスタチオ(炒)	81	おから(生)	100	鮭(生)	100
カシューナッツ(揚)	78	**卵・乳製品**		**肉　類**	
アーモンド(乾)	47	鶏卵(全卵、生)	100	鶏むね(皮なし・焼)	100
豆　類		普通牛乳	100	鶏もも(皮なし・揚)	100
大豆(ゆで)	100	ヨーグルト(無糖)	100	豚ロース(脂身付、焼)	100
エンドウ豆(乾)	100	カマンベールチーズ	100	豚ロース(脂身付、ゆで)	100
アズキ(ゆで)	100	カテージチーズ	100	輸入牛もも(脂肪なし、焼)	100
		チェダーチーズ	100	輸入牛もも(脂肪なし、ゆで)	100

※「日本食品標準成分表2015年版(七訂)」アミノ酸成分表編より算出

　アミノ酸スコアの低い食品であっても、複数の食品を合わせて摂ることで、アミノ酸スコアも栄養バランスも維持・改善できます。

　例えば、白米はアミノ酸スコア56とあまり高くありませんが、大豆食品である納豆と一緒に「納豆ご飯」として食べると、アミノ酸スコアが改善され——単純平均だと (56 + 100) ÷ 2 = 78——、白米だけでは不足していたアミノ酸を補うことができます。参考にしてみてくださいね。

---

column　アルブミンはタンパク質の一種

　血液検査の結果で、「総タンパク(Tp)」や「**アルブミン**(Alb)」という項目を見たことはありませんか？　前者は「血液中のタンパク質の総量」を指し、後者は「血液中のアルブミンというタンパク質の量」を指します。アルブミンは、摂取したタンパク質を原料として肝臓でつくられています。つまり、アルブミンの値を見ることで、「タンパク質が十分に摂取できているか」、「摂取したタンパク質がしっかりと肝臓で分解されて体づくりに使われているか」がわかります。そのため、アルブミンは栄養評価の指標として使われています。

　アルブミンは、100種類以上あるといわれる血液中のタンパク質の中で最も量が多く、総タンパクの約6割を占める重要なタンパク質です。

　アルブミンの半減期(血中の濃度が半分に減るまでの期間)は14〜21日と長いため、血液検査のアルブミン値は約3週間前の栄養状態を反映しています。すなわち、アルブミン値は過去の栄養状態を示しているのです。アルブミンの正常値は4.0g/dL以上で、3.5g/dL以下を**低栄養**と呼びます。皆さんも今度から、血液検査でアルブミンの値を気にしてみてはいかがでしょうか。

③ 摂るだけじゃダメ、吸収しなきゃ意味がない

◭タンパク質は吸収しなきゃ意味がない

　これまでのお話で、質のよいタンパク質やそれを多く含む食品についてお伝えしました。積極的に摂取する必要があることがわかりましたね。しかし、摂取したとしても、それを体が吸収しなければ意味がありません。

　食品に含まれるタンパク質は胃や小腸で消化され、アミノ酸に分解されるのでしたね。アミノ酸は血液中に吸収され、全身の細胞に運ばれます。しかし、タンパク質の吸収には、いくつかの条件が必要です。

　タンパク質を消化するためには、十分な**消化酵素**が必要です。消化酵素とは、消化器官で働く酵素のことを指します。消化酵素は、食べ物を消化するために、胃や小腸などの消化器官でつくられ、分泌されます。消化酵素は、タンパク質、炭水化物、脂質などの栄養素を分解し、体内で利用可能な形に変える役割を担います。例えば、胃壁から分泌される**ペプシノーゲン**は胃酸によって**ペプシン**に変わり、タンパク質を分解します。また、膵臓から分泌される**トリプシン**や**アミラーゼ**などの消化酵素は、小腸で炭水化物や脂質を分解します。

　消化酵素が不足すると、タンパク質の消化が妨げられることがあります。その結果、栄養素の吸収が悪くなり、胃腸の不調や栄養不足の原因になります。

　また、タンパク質の吸収には、腸の健康状態が重要です。腸は栄養素の吸収を行います。腸の壁には小さな突起がたくさんあり、吸収面積を広げることで、栄養素の吸収を促進します。しかし、腸の健康状態が悪い場合、タンパク質の吸収が妨げられることがあります。腸炎や慢性的な腸の病気、腸内細菌叢の乱れなどが原因となり、腸の健康状態が悪化する場合があります。

さらに、タンパク質の吸収には、摂取量の調整も重要です。タンパク質はたくさん摂取すればよいというものではありません。一度に多量のタンパク質を摂取すると、消化酵素の分泌が追い付かず、アミノ酸に分解される前に腸を通過してしまう場合があります。このような場合、タンパク質が十分吸収されずに排出されてしまい、体に必要な栄養素を補充できなくなります。タンパク質の適度な摂取量を意識し、食事を複数回に分けるなどの工夫をすることで、消化酵素の分泌を調整し、タンパク質の効率的な吸収を促進することができます。

◀▶ タンパク質を吸収しやすくするにはどうしたらいいの？

タンパク質を効率的に吸収させることが大事ってわかったけど、どうしたら吸収しやすくなるのでしょうか。ここでは、タンパク質を吸収しやすくする方法を4つ紹介します。

● タンパク質を複数回に分けて摂取する

タンパク質は、複数回に分けて摂取することで、消化酵素の分泌を調整し、吸収を促進することができます。一度の食事で吸収できるタンパク質の量は、人によって異なりますが、一般的には20〜30g程度とされています。これは、体内でタンパク質を効率的に利用するための適切な量であり、それ以上の量は吸収されずに排出されることが多いのです。

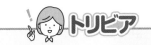

トリビア

腎臓病の方の食事でも、タンパク質を複数回に分けて摂取する方法が活用されています。

▼20-30g程度のタンパク質を含む食事の例

- ・サバの塩焼き（100g）：約20gのタンパク質
- ・豆腐（300g）：約24gのタンパク質
- ・グリルチキンのサラダ：鶏むね肉100g、レタス、トマト、キュウリ、ド
 レッシングなどを使用すると、約25gのタンパク質
- ・タコス：牛ひき肉（100g）や鶏肉（100g）、トマト、レタス、チーズ、タ
 コスシェルなどを使用すると、約25gのタンパク質
- ・オムレツ：卵2個、チーズ、タマネギ、ハムなどを使用すると、約25gの
 タンパク質
- ・牛肉のステーキ：牛肉（150g）、サラダ、焼き野菜などを使用すると、約
 25gのタンパク質
- ・サーモンのホイル焼き：サーモン（100g）、野菜、塩、胡椒、レモンなど
 を使用すると、約20gのタンパク質
- ・チキンカレー：鶏むね肉（100g）、カレールー、野菜、ご飯などを使用す
 ると、約25gのタンパク質

　1日に多くのタンパク質を摂りたいときは、朝食、昼食、夕食の3食に加えて、間食にプロテインシェイクを飲むなどして、タンパク質を分散して摂取するとよいでしょう。プロテインシェイクについては2-7節でお話ししますね。

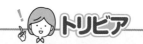

　植物性タンパク質と動物性タンパク質を同時に手軽に摂取するメニューでおすすめなのは、納豆（植物性タンパク質）に卵（動物性タンパク質）を入れることです。ご飯が進みますよ。

● 消化酵素を含む食品を摂取する

タンパク質の消化に役立つ消化酵素を含む食品を摂ることもよいですよ。

▼タンパク質の消化に役立つ消化酵素を含む食品の例

> **タンパク質の分解に役立つ酵素**
> ・パパイン：パイナップルやパパイヤに多く含まれる
> ・アクチニジン：キウイフルーツに多く含まれる
> ・アミラーゼ：味噌
> ・ナットウキナーゼ：納豆
>
> **タンパク質の消化を促進する酵素**
> ・ラクトバチルス菌、ビフィズス菌、スプラウト菌などの菌株：
> 　　　ヨーグルトに多く含まれる

これらの食品を食事に取り入れることで、タンパク質の消化を促進し、栄養素の吸収を助けることができます。ただし、消化酵素を含む食品を食べたからといって、必ずしも消化がよくなるわけではなく、適切な量を摂取することが大切です。また、消化酵素に敏感な人は、消化酵素を多く含む食品を食べると、消化不良や下痢などの症状が出ることもあるので、注意が必要です。

▼タンパク質の分解に役立つ納豆

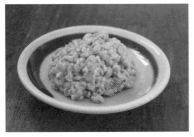

▼タンパク質の消化を促進するヨーグルト

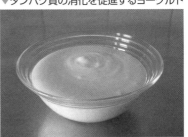

●腸壁の健康を保つ食品を摂取する

　腸壁の健康を保つには、食物繊維や乳酸菌が含まれる食品を摂るのが効果的です。

▼腸の健康を保つのに役立つ食品の例

発酵食品
　ヨーグルト、チーズ、麹、納豆などの発酵食品は、腸内に生きた乳酸菌やビフィズス菌を届けることができ、腸内環境を整え、腸の健康を保つ効果があります。

フルーツや野菜
　フルーツや野菜には、食物繊維が豊富に含まれており、便通を促進する効果があります。また、ビタミンやミネラルなどの栄養素も含まれており、腸の健康維持に必要な栄養素を摂取することができます。

オメガ3脂肪酸を含む食品
　サーモン、マグロ、サバ、エビ、チアシードなどに含まれるオメガ3脂肪酸は、腸の健康維持に必要な細胞膜の形成に役立ちます。

キノコ類
　シイタケ、マイタケ、エノキダケなどのキノコ類には、免疫力を高めるβグルカンが含まれており、腸の健康維持に役立ちます。

ガーリック
　ニンニクには、腸内の悪玉菌を減少させ、善玉菌を増やす効果があります。

　これらの食品をバランスよく摂取することで、腸壁の健康を保ち、免疫力の向上にもつながります。また、食事の栄養バランスに加え、適度な運動やストレスの管理も、腸壁の健康維持に欠かせない大切な要素です。

● 適度な運動をする

　筋肉を鍛える運動を行うことで、筋肉がタンパク質を消費し、アミノ酸の利用効率が高まります。また、筋肉が増えることで、体の代謝率が上がり、タンパク質を消費する機会が増えるため、タンパク質の吸収促進につながります。例えば、ウエイトトレーニングや有酸素運動などを継続的に行い、筋肉量を増やすことを目指しましょう。運動については追ってまた説明しますね。

　以上のように、タンパク質の吸収を促進するためには、食事や食品選び、運動などを工夫することが重要です。ただし、過剰なタンパク質の摂取は体に悪影響を与えることがあるため、適量の摂取を心がけることが必要です。過剰なタンパク質の摂取は、肝臓や腎臓などの臓器に負担をかけ、健康を損なう恐れがあります。また、タンパク質を含む食品には、脂肪や糖分が多く含まれるものもあります。そのため、バランスのよい食事を心がけ、栄養バランスを崩さないようにすることが大切です。

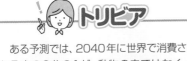

トリビア

　ある予測では、2040年に世界で消費される肉の3分の1が、動物の肉ではなく、細胞培養によってつくられた肉（培養肉）になるとされています。

タンパク質とビタミンＤの シナジー効果： 筋肉構築の強力コンビ！

タンパク質は筋肉の構築や修復に欠かせない栄養素ですが、**ビタミ ンＤ**と一緒に摂ることでその効果がさらに高まります。ここでは、タ ンパク質とビタミンＤの関係について紹介します。

◖タンパク質とビタミンＤで骨格モリモリ！

ビタミンＤは、**カルシウム**と**リン**の吸収を助けます。そのため、ビ タミンＤは骨と筋肉の健康に重要な役割を果たします。これらのミ ネラルは骨の構成成分であり、筋肉機能にも密接に関与しています。 では、ビタミンＤがカルシウムとリンの吸収を助けることで、骨と筋 肉の健康にどのように影響するのでしょうか。

●カルシウム吸収の促進

ビタミンＤは、腸でのカルシウム吸収を促進することで、骨密度の 維持や向上に役立ちます。カルシウムは骨の構成成分であり、骨の強 度や柔軟性に重要な役割を果たしています。ビタミンＤが不足する と、カルシウムの吸収が低下し、骨密度が低下し、骨折のリスクが高 まる可能性があります。骨がしっかりすると骨格、そして体格もガッ チリしてきます。体格は、筋肉だけではなく、骨の太さや丈夫さによっ ても変わるのです。

●リン吸収の促進

ビタミンＤはリンの吸収も促進します。リンは骨と歯の主要な成 分であり、また、エネルギー代謝や酸 - 塩基バランスの維持にも重要 です。リンの適切な吸収は、骨の健康維持に不可欠です。

● **骨の再構築と修復**

　ビタミンDは、骨の再構築や修復のプロセスに関与します。ビタミンDは、骨を構成する細胞である骨芽細胞と破骨細胞の働きを調節し、骨の形成と再吸収のバランスを保ちます。それにより、骨の代謝が促進されることで新しい骨が形成されます。

▼骨格に必要な栄養素

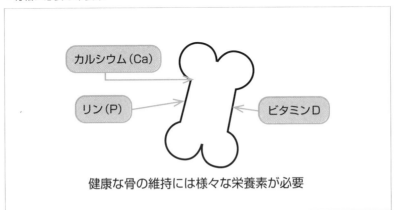

健康な骨の維持には様々な栄養素が必要

◤◢タンパク質とビタミンDの相乗効果で筋肉モリモリ！

　ビタミンDは筋肉の収縮や神経伝達に関与し、筋肉機能の維持に役立ちます。カルシウムは筋肉収縮に必要であり、筋肉の力を発揮するためには適切なカルシウム濃度が必要です。ビタミンDはカルシウムの吸収を助けることで、筋力や筋持久力の向上に役立ちます。神経伝達にも関与し、神経から筋肉への指令伝達をサポートして、筋肉の正常な機能を維持します。

◆ビタミンDは転ばぬ先の杖

ビタミンDを摂取することによって、筋肉の機能が向上するため、高齢者にとっては転倒予防に役立ちます。転倒は骨折の主要な原因であり、特に高齢者にとって重要な問題です。ビタミンDが筋力や体幹のバランス能力を向上させることで、転倒リスクが低減され、骨折リスクの減少にもつながります。まさに"転ばぬ先の杖"という存在ですね。

◆タンパク質とビタミンDで免疫力が向上！

タンパク質は、抗体や免疫細胞の生成に関与し、ビタミンD自身も免疫システムの正常な機能をサポートします。タンパク質とビタミンDを一緒に摂ることで、免疫力が向上し、病気に対する抵抗力が高まります。免疫力が向上すると、風邪をひきにくくなるといった効果もあります。

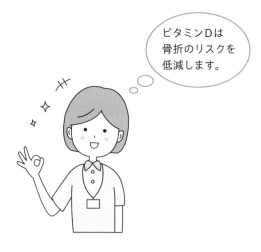

ビタミンDは
骨折のリスクを
低減します。

◆ ビタミンＤを摂る３つの方法

ビタミンＤを多く含む食品は限られています。含有量の比較的多い食品は、魚類です。キノコ類、卵、肉類からも摂取できますが、含まれている量は魚類に比べると多くはありません。

● 食事から摂取

ビタミンＤを多く含む食品の例を紹介します。

▼ビタミンＤを多く含む食品

食品	重量（可食部）	ビタミンD量(μg)
鮭	1切れ(80g)	25.6
サンマ	1尾(100g)	11.0
ブリ	1切れ(80g)	6.4
マアジ	1尾(80g)	6.3
しらす干し(半乾燥品)	10g	6.1
シイタケ(乾燥)	2個(6g)	1.0
シイタケ(生)	2個(30g)	0.1
エリンギ	1/2パック(50g)	0.6
卵	1個(65g)	2.5
鶏もも肉(皮付き)	1/2枚(150g)	0.6

参考：日本食品標準成分表2020年版（八訂）

干しシイタケと生のシイタケを比べると、干しシイタケのほうがビタミンＤは多いことがわかります。シイタケは、日光に当てるとビタミンＤが増えるといわれています。時間に余裕があれば、生のシイタケを調理前に天日干しにするのもおすすめです。また、卵のビタミンＤは、卵白には含まれず、卵黄にのみ含まれるのが特徴です。

日本人の食事摂取基準を見ると、20歳以上の男女のビタミンＤの目安量は8.5μg/日です。鮭やサンマを1人分食べることで、1日の目安量を満たすことができます。

●日光浴

　適度な日光浴により、体内でビタミンDが生成されます。紫外線B波(UVB)が皮膚に当たることで、体内でビタミンDの生成が促されます。ただし、紫外線への過剰な曝露（ばくろ）は皮膚がんのリスクを高めるため、日焼け止めを使用し、適度な日光浴を心がけてください。

●サプリメント

　食事や日光浴だけでは十分なビタミンDを摂取できない、という場合はサプリメントも有用です。ビタミンDのサプリメントについて簡単にまとめておきます。

タイプ:ビタミンDには主に2種類の形態があります。
　①ビタミンD_2(別名：エルゴカルシフェロール)……植物や酵母からつくられます。
　②ビタミンD_3(別名：コレカルシフェロール)……動物性食品や魚肝油からつくられ、または日光浴によって体内で生成されます。一般的には、ビタミンD_3のほうが体内での利用効率が高いとされています。

形態:サプリメントは、錠剤、カプセル、液体、チュアブルタブレット、パウダーなどの形態で提供されています。使用方法や好みに応じて選択できます。
注意点:他のサプリメントや薬との相互作用に注意しましょう。特に、カルシウムサプリメントと併用する際には、適切な摂取量を守りましょう。

　継続的に高用量のビタミンDを摂取することは、カルシウムの過剰摂取や腎臓の負担増加につながることがあるため要注意です。

◆ まとめ

　タンパク質はビタミンＤと一緒に摂ることで効果が高まり、筋肉の構築や骨密度の向上、免疫力の強化が期待できます。

　これらを効率的に摂取するためには、食材選びや食事の組み立てが重要です。例えば鶏肉、魚、卵、乳製品などは、タンパク質とビタミンＤを同時に摂取できる食材です。また、太陽光を浴びれば体内でビタミンＤが生成されます。

　理想の筋肉と健康を維持するため、タンパク質とビタミンＤの組み合わせを意識した食生活を実践しましょう！

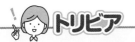

　お好み焼きは、卵と豚肉をダブルで摂取でき、必須アミノ酸が豊富なメニューの１つです。

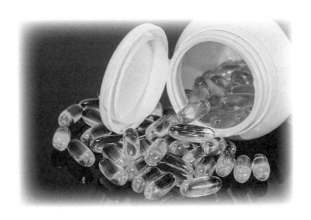

5 世界一タンパク質が豊富な食材とは!?スピルリナの魅力に迫る

　健康志向が高まる現代、タンパク質の豊富な食材が注目されています。その中でも、タンパク質が世界一豊富だといわれる**スピルリナ**をご存知でしょうか？　ここでは、この謎めいた食材の特徴や料理法、購入方法などについて詳しくお伝えします。

◤▶スピルリナとは

　スピルリナとは、全長0.3〜0.5mmほどの藍色細菌で、青緑色の藻です。1927年にドイツの藻類学者トゥピン博士により発見されました。名称は、「ねじれ」「らせん状」を意味するラテン語に由来します。
　熊本県に水前寺海苔（すいぜんじのり）という特産物がありますが、これもスピルリナと同じ藍藻類の仲間です。同じような藻にクロレラがありますが、こちらは緑藻類に属しており、それぞれの特徴は少しずつ異なります。

▼スピルリナ

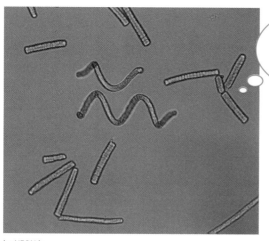

スピルリナは、クロレラよりも消化・吸収に優れています。

by NEON ja

◆スピルリナは生きる化石

　スピルリナが誕生したのは、地球上に生命が誕生して間もない、およそ35億年前とされています。生物は進化を続け、形を変えていくことが多いのですが、スピルリナは例外で、昔からまったく同じ形で生き続けている"生きた化石"なのです。

　フランス国立石油研究所のクレマン博士は、将来起こるであろう人口増加による食料危機を救うものとして、スピルリナに含まれる良質で吸収されやすいタンパク質に着目し、1967年の国際微生物会議で紹介しました。日本では1975年に基礎研究が始まり、翌々年には大量に培養することに成功しています。各国の学者たちが研究することで、素晴らしい栄養価を持つことが次第に解明され、今日、注目を集めています。

◆原産地

　スピルリナは、高温・強アルカリという他の生物が生息しにくい特殊な環境のもと、強い太陽光線を浴びて育ちます。また、水温も30〜35度と高くなくてはならないため、熱帯から温帯の湖沼や温泉地に自生しています。商業的な生産は、アフリカ、アジア、南北アメリカなどで行われています。

◆購入方法と価格

　スピルリナは、健康食品店やオンラインショップで購入できます。粉末や錠剤、カプセルなど、様々な形状のものがあります。価格は100gあたり2,000〜5,000円程度で、一般的なタンパク質源と比べると高価ですが、その栄養価の高さを考慮すれば、十分なコストパフォーマンスがあります。

◆ 料理方法

　スピルリナは、粉末や錠剤、カプセルなどの形で市販されているた
め、それ自体を調理することはありませんが、様々な料理に取り入れ
ることができます。スピルリナを使った調理方法をいくつかご紹介
します。

スムージー：スピルリナ粉末をフルーツや野菜と一緒にミキサーにか
　　けてスムージーにすると、栄養価が高くて美味しいドリンクがで
　　き上がります。バナナ、ホウレン草、ヨーグルト、アーモンドミルク
　　などと一緒にブレンドするのがおすすめのようです。

ジュース：お好みのジュースに混ぜて飲むこともできます。例えば、
　　オレンジジュースやリンゴジュースにスピルリナを加えると、さ
　　らに栄養価が高くなります。

ヨーグルト：プレーンヨーグルトにスピルリナの粉末を加えてよく混
　　ぜると、栄養価が高くて美味しいデザートになります。

オートミール：朝食のオートミールにスピルリナを加えることで、栄
　　養価が高く、エネルギーをチャージできる一品になります。

パンやクッキー：スピルリナの粉末をパンやクッキーの生地に練り込
　　むことで、栄養価が高くて美味しい小麦製品ができます。

▼スピルリナ錠剤

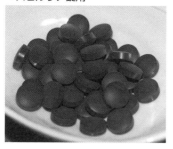

▼スピルリナ粉末

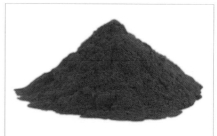

by Music4thekids

　注意点として、スピルリナは熱に弱いため、高温で調理すると栄養価が低下することがあります。できるだけ生のまま、または低温で加熱される料理に取り入れることが望ましいです。そうすることで、スピルリナの豊富な栄養素を最大限に活かすことができます。

◆鶏肉や大豆との違い

　スピルリナは、鶏肉や大豆などの一般的なタンパク質源と比較すると、いくつかの違いがあります。

タンパク質含有率：スピルリナは、タンパク質含有率が60〜70％と非常に高く、20〜25％の鶏肉や35〜40％の大豆よりも優れています。

栄養素のバラエティ：スピルリナは、ビタミンやミネラルも豊富に含んでおり、特にビタミンB群や鉄分が豊富です。これに対して、鶏肉や大豆は、主にタンパク質や脂質に富んでいます。

消化吸収性：スピルリナのタンパク質は、消化吸収性がよく、アミノ酸の利用率も高いとされています。これは、鶏肉や大豆と同様の特徴です。

　以上のように、スピルリナは世界一のタンパク質含有量を誇り、その栄養価や多様な利用法が注目されています。健康やダイエットを意識している方にとって、スピルリナはぜひ試してみたい食材の1つといえるでしょう。鶏肉や大豆といった一般的なタンパク質源とは異なる特徴を持ち、ビタミンやミネラルも豊富に含んでいるため、バラエティ豊かな栄養素を摂取したい方にもおすすめです。

　スピルリナを上手に活用し、その高いタンパク質含有量と栄養価を活かすことで、より健康で活力に満ちた毎日を過ごすことができるでしょう。

タンパク質の過剰摂取にご用心！ 知っておきたい病気とその対策

　実をいえば、適切な量を超えてタンパク質を摂取すると、健康上の問題が生じることもあります。ここでは、**タンパク質の過剰摂取**によって引き起こされる病気とその対策について、わかりやすく説明します。

◇腎臓への負担

　1日に必要なタンパク質の摂取量は、一般的に体重1kgあたり0.8〜1.0gといわれています。タンパク質を過剰に摂取すると、腎臓に負担がかかります。健康な腎機能を持つ人ならば、短期的にタンパク質の摂取量が増えても通常は問題ありません。一方、腎臓の病気がある場合や腎臓病のリスクが高い場合、高タンパク質の食事を長期的に摂取するのは避けましょう。

　タンパク質の過剰摂取が腎臓に与える主な影響は以下のとおりです。

●腎臓への負担の増加

　タンパク質が分解されると、アンモニアが生成され、さらに尿素に変換されます。尿素は腎臓を通じて尿として排出されます。過剰なタンパク質の摂取により、尿として排出しなければならない尿素が増えるため、大量の水分が必要になり、腎臓の活動負荷が大きくなります。このことが間接的に血圧の上昇や心臓への負担の増加を引き起こすこともあります。

● 腎臓組織の損傷

　高タンパク質の食事は、過剰なタンパク質代謝物による炎症や酸化ストレスを引き起こすことがあります。これにより腎臓の組織が損傷を受け、腎機能の低下が起こる可能性があります。

● 腎結石リスクの増加

　高タンパク質の食事により、尿中のカルシウムや尿酸の濃度が増加することがあります。そのことが、結石の形成を促す場合もあります。特に、動物性タンパク質（肉や魚など）を多く摂取すると、尿酸結石やカルシウム酸塩結石のリスクが高まることがあります。

腎障害のある患者さんには、タンパク質コントロール食が大切です。

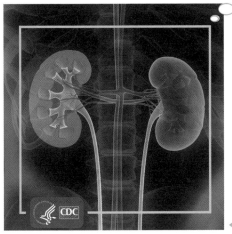

◀ 腎臓（米国CDC）

◆ 骨粗鬆症のリスク

　タンパク質の過剰摂取によって**骨粗鬆症**<ruby>（骨密度の低下により骨の</ruby>もろさが増す状態）のリスクが高まる、という研究[*]があります。

　過剰なタンパク質の摂取によって骨粗鬆症リスクが高まる要因としては次のことが挙げられます。

● 酸性負荷の増加

　高タンパクな食事は、代謝過程で体内の酸性度を高める（血液のpHを下げる）ことがあります。そうなると、酸性度を正常なレベルまで下げるために、骨からカルシウムを溶かし出して血液のpHを上げる必要があります。それに伴って骨のカルシウム濃度が低下し、骨密度が減少する可能性があります。

● カルシウム排泄量の増加

　高タンパクの食事によって、尿中のカルシウム排泄量が増加することがあります。これは、骨からのカルシウム喪失とカルシウムの吸収不良を引き起こす可能性があり、骨粗鬆症のリスクを高めることがあります。

　とはいえ、一部の研究では、タンパク質摂取が骨密度や骨の健康にポジティブな影響を与える[*]ことも示されています。適量のタンパク質摂取は、骨形成を促すホルモンの生成をサポートし、筋肉量を維持することで骨への負担を軽減する可能性があります。

---

[*]…**という研究**　Feskanich, D., Willett, W. C., & Colditz, G. A. (1996). Protein consumption and bone fractures in women. American Journal of Epidemiology, 143(5), 472-479.

[*]…**を与える**　Dawson-Hughes, B., & Harris, S. S. (2002). High-dose vitamin D supplementation and bone mass in healthy older women. Journal of Clinical Endocrinology & Metabolism, 87(12), 5581-5587.

　これらのことから、高タンパク質の食事と骨粗鬆症のリスクとの関係について、明確な結論はまだ得られていません。少なくとも、(過剰ではない) 適切な量のタンパク質を摂取することが、骨密度や骨の健康を維持するうえで重要だとはいえるでしょう。

◆ 脱水症状

　タンパク質の過剰摂取は、**脱水症状**を引き起こすことがあります。過剰なタンパク質摂取により、尿として排出しなければならない尿素が増えるため、大量の水分が必要になります。それは、体内の水分量が減少し、脱水症状のリスクが高まることを意味します。

　そのため、高タンパクの食事を摂取する際は、水分をこまめに補給することが重要です。また、適度な運動やストレッチで発汗を促し、新陳代謝を活発にすることも有用です。

◆ まとめ

　タンパク質は、私たちの健康に欠かせない栄養素ですが、過剰摂取には注意が必要です。適切な摂取量を心がけ、バランスのよい食事を摂るようにすれば、体に余計な負担をかけずに済みます。適切な運動や水分補給も忘れずに行い、健康的な生活を送りましょう。

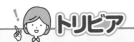

　タンパク質には、体液の濃度を調整する役割があります。タンパク質の摂取不足によって体内の水分バランスが崩れ、むくみの原因になることもあります。

column　タンパク質の宇宙実験が新薬の開発に役立っている

　2023年、およそ10年ぶりにJAXA（宇宙航空研究開発機構）が宇宙飛行士を募集するというニュースが世間をにぎわせました。宇宙飛行士が宇宙に行く役割の1つは「宇宙で実験を行い、その成果を持って帰る」ことです。宇宙における無重力という特殊な環境を使って、様々な実験が行われています。その1つにタンパク質を使った実験があります。

　タンパク質は立体的な構造をしていて、その形状が機能に大きく影響しているといわれています。そのため、タンパク質の機能を理解するためには、タンパク質そのものの構造を調べる必要があります。そこで、タンパク質の分子を集めて結晶をつくり、その結晶にX線を当てて、タンパク質の立体的な構造を調べます。タンパク質の構造を正しく細かく見るためには、高品質の結晶が必要です。質が高い結晶というのは、分子を顔だとすると、「すべての顔が一定の方向を向いてきれいに並んでいる」状態の結晶です。地上では、濃度の違いで水溶液が上下

左右に流れる「対流」や、重力の影響で重いものが下に沈む「沈降」が起きるため、タンパク質の分子をきれいにそろえることが難しいのです。一方、無重力の宇宙であれば、顔の向きがきれいにそろって並びます。そのため、宇宙でつくられたタンパク質の結晶は質が高く、非常に細かいところまでタンパク質の構造がわかります。

　このようにして高品質のタンパク質をつくり、詳しく調べた結果、実際に筋ジストロフィーに有用な薬ができつつあります。宇宙実験って、なんだかロマンを感じますね。宇宙実験により画期的な新薬が続々と誕生することを期待したいです。

▼国際宇宙ステーション

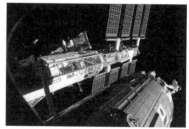

⑦ プロテインってなに？ マッチョになりたい人だけが必要？

◆ プロテインはタンパク質という意味の英語

「**プロテイン**」と聞くと、「それってボディビルダーとかスポーツマンとか、筋肉をつけたい人が飲むやつだよね？」と思う人も少なくないと思います。あながち間違いとは言い切れませんが、本来の意味は違います。

プロテインは、英語ではProteinと書き、タンパク質という意味です。飲むプロテインの正確な呼び方は、**プロテインシェイク**（Protein shake）となります。ここでは厳密さよりもイメージしやすさを優先し、プロテインシェイクのことをプロテイン、栄養素のプロテインのことをタンパク質と呼ぶことにして、説明を進めますね。

タンパク質は、肉や魚、卵などの動物性食品、大豆、枝豆、豆腐などの植物性食品に多く含まれます。つまり、動物性のものからも植物性のものからもタンパク質を摂ることができます。どちらか一方からのみタンパク質を摂取すればよいかというと、そういうわけではありません。実は、**動物性のタンパク質**と**植物性のタンパク質**は性質が異なるからです。両者の間にはいくつかの違いがあります。

● アミノ酸組成

タンパク質はアミノ酸から構成されていますが、動物性のタンパク質と植物性のタンパク質のアミノ酸組成には違いがあります。

動物性のタンパク質に含まれているアミノ酸は、必須アミノ酸の割合が高く、また、アミノ酸の種類も豊富です。一方、植物性のタンパク質に含まれているアミノ酸は、必須アミノ酸の割合が低いことも多く、また、アミノ酸の種類が限られている場合もあります。

● 消化吸収速度

　消化吸収速度とは、タンパク質が消化され、体内に吸収される速度のことです。動物性のタンパク質は、体内で比較的効率よく吸収される傾向があります。これは、動物性のタンパク質に含まれるアミノ酸の組成が、人間の体内のアミノ酸の組成に近いためです。動物性のタンパク質は、消化吸収が速いため、筋肉の修復や成長に適しています。一方、植物性のタンパク質は、消化吸収が遅いため、エネルギーの維持や代謝に適しています。

● 脂質との関係

　ATPの解説（1-3節）でお伝えしたように、**脂質**はエネルギー源として重要な栄養素です。動物性のタンパク質は、しばしば脂質も多く含んでいるため、エネルギー源としての役割も担います。一方、植物性のタンパク質は、脂質含有量が比較的少なく、エネルギー源としてはあまり適していません。そのため、必要な脂質を摂取するためには、ほかの食品と一緒に摂取する必要があります。

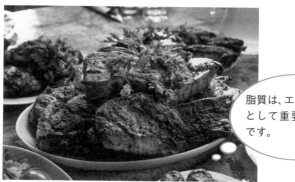

脂質は、エネルギー源として重要な栄養素です。

● **ビタミン・ミネラル含有量**

　ビタミン・ミネラルは、タンパク質の代謝に不可欠な栄養素です。動物性のタンパク質には、ビタミンB_{12}、および鉄などのミネラルが豊富に含まれています。一方、植物性のタンパク質には、ビタミンC、およびカリウムなどのミネラルが豊富に含まれています。

● **繊維質含有量**

　繊維質は、消化器官の働きを助ける栄養素で、便通を促進する効果もあります。植物性の食品には一般に多く含まれており、植物性のタンパク質にも多量の繊維質が含まれます。一方、動物性のタンパク質には繊維質がほとんど含まれていないため、動物性のタンパク質だけでは繊維質を摂取することができません。

● **環境への影響**

　動物性のタンパク質を生産するためには、大量のエネルギーや水、飼料が必要となり、さらには温室効果ガスの排出量も大きくなります。一方、植物性のタンパク質は、生産に必要なエネルギーや水、肥料が少なくて済み、温室効果ガスの排出量も少なく、環境への影響が比較的小さいとされています。また、動物性のタンパク質を得るには動物を犠牲にする必要があるため、倫理的な問題もあります。一方、植物性のタンパク質にはそういった問題はありません。

　以上を表にまとめると、次のようになります。

▼動物性タンパク質と植物性タンパク質の違い

比較項目	動物性のタンパク質	植物性のタンパク質
食品	肉、魚、卵、乳製品などの動物性食品	野菜、豆類、ナッツ、種子、穀物などの植物性食品
アミノ酸組成	必須アミノ酸の割合が高く、種類も豊富	必須アミノ酸の割合が低く、種類も限られている場合がある
消化吸収速度	効率的に吸収される傾向がある	吸収率が低い場合がある
脂質との関係	しばしば脂質と一緒に摂取される	脂質を含んでいない場合が多いため、ほかの食品と一緒に摂取する必要がある
ビタミン・ミネラル含有量	ビタミンB_{12}、および鉄などのミネラルが豊富	ビタミンC、およびカリウムなどのミネラルが豊富
繊維質含有量	ほとんど含まれていない	多く含まれており、腸内環境によい影響を与える
環境への影響	動物の飼育による環境への影響や倫理的な問題が懸念される場合がある	環境への影響は比較的小さく、倫理的な問題も発生しない

◈プロテインにはどんな種類があるの？

　プロテインは、サプリメントとしても広く利用されています。プロテインは大きく分けて3種類あります。ホエイプロテイン、カゼインプロテイン、ソイプロテインが、代表的なプロテインです。それぞれの特徴は以下のとおりです。

●ホエイプロテイン

　ホエイプロテインは、**乳清**＊から抽出されるタンパク質で、アミノ酸の吸収が非常に速いという特徴があります。

＊**乳清（whey）**　乳製品を加工する際に、乳のタンパク質を凝固させたあとに残った液体部分のこと。乳糖や水溶性のタンパク質が豊富に含まれている。

そのため、トレーニングのあとすぐに摂取することで、筋肉の回復を促進することができます。また、含まれる必須アミノ酸の割合が優れており、筋肉量の増加に効果があるとされています。

●カゼインプロテイン

カゼインプロテインは、乳タンパク質の一種で、アミノ酸の吸収がゆっくり行われるという特徴があります。そのため、長時間にわたってアミノ酸が供給されることから、筋肉の回復・成長に効果があるとされています。また、消化器官の働きを活性化させ、体内に余分な脂肪を蓄積させないという効果もあります。

●ソイプロテイン

ソイプロテインは、大豆から抽出されるタンパク質で、植物性のタンパク質としては比較的高いバイオロジカルバリュー*があります。また、含まれる必須アミノ酸の割合が優れており、筋肉量の増加に効果があるとされています。さらに、コレステロールや脂肪の含有量が低いため、健康にもよいとされています。

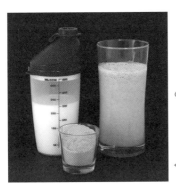

病院では、タンパク質補助食品として、メイプロテイン(商品名)などが活用されています。

◀プロテイン
by Sandstein

*バイオロジカルバリュー（biological value）「食品中のタンパク質が、体にどの程度吸収されてタンパク質合成に利用されるか」を示す指標のこと。一般的に、動物性タンパク質では高く、植物性タンパク質では低いとされている。

● プロテインっていくらするの？

プロテインの値段は一概にはいえませんが、先述の3種類はそれぞれ価格帯が異なります。

一般的に、ホエイプロテインが最も有名で需要も多く、たくさんつくられているので、カゼインプロテインやソイプロテインよりも安価という傾向があります。

一般的な市販品の1kgあたりの価格帯としては、ホエイプロテインが3,000〜8,000円程度、カゼインプロテインが4,000〜10,000円程度、ソイプロテインが4,000〜8,000円程度となっています。より吸収しやすく配合したものや飲みやすさを追求したもの、有名ブランドの商品などは、一般的な価格帯より高くなることもあります。

● プロテインの摂取タイミング

プロテインを摂取する際は、適切な摂取量とタイミングが重要です。トレーニング前後や食事とのタイミングなどを考慮して、適切な量を摂取することが推奨されます。

過剰なプロテイン摂取は、腎臓や肝臓などの臓器に負担をかける場合があるため、適切な量を守ることが重要です。一般的に、1日あたりのプロテイン摂取量は、体重1kgあたり1g程度が推奨されています。

プロテインに含まれるタンパク質は、健康的な体を維持するために必要な栄養素であり、筋肉量の増加やトレーニング後の回復にも効果的です。ただし、適切な摂取量とタイミングを守り、過剰摂取には注意することが重要です。

▼バランス食

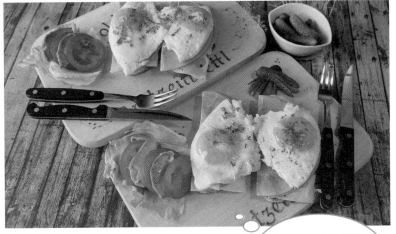

バランスのよい食事が
タンパク質の吸収を促
進します。

　以上のように、タンパク質の吸収を促進するためには、バランスの
よい食事、消化酵素を含む食品やサプリメント、腸壁の健康を保つ食
品、適度な運動、摂取タイミングなどを考慮することが大切です。適
度な摂取と健康的なライフスタイルを維持することで、タンパク質
の吸収を促進しながら、健康的な体づくりを目指しましょう。

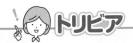 トリビア

　近年発見された発がんに関係するタン
パク質で、その英語表記の頭文字をとって
POKEMONと名付けられたものがありま
す。

MEMO

第 3 章

そんなことにも関係しているなんて知らなかった（私たちの生活と密接するタンパク質の存在）

私たちの生活とタンパク質は毎日、密接に関わっています。日々の食事を見直せば、生活や体づくりも変わってくることでしょう。本章では、いままでの生活を変えるきっかけになるようなお話をしていきます。

タンパク質パワーで キレッキレの子どもに： 健やかな成長を後押しする 秘密の武器

①

タンパク質は、私たちの体の基本的な構成要素であり、子どもの成長にも欠かせない栄養素です。筆者も親になるとわかるようになりましたが、子どもの成長は本当に見ていてうれしいものです。

最近の研究で、「タンパク質には子どもの成長を促す秘密のパワーがある」ことがわかりました。もしかしたら、あなたのお子さんもタンパク質の力でキレッキレになるかも⁉　ここでは、タンパク質の秘められた可能性についてお伝えします。

◆タンパク質が子どもの成長に与える影響

子どもの体は大人に比べると何倍も速く成長します。筋肉や骨、皮膚、髪、内臓など、すべての組織の構築にタンパク質が必要です。また、タンパク質は免疫システムの働きをサポートし、抵抗力を高める役割も果たします。さらに、成長ホルモン、そしてインスリンによく似た**IGF-1（インスリン様成長因子1）**と呼ばれる「成長ホルモンの働きを助ける」ホルモンの生成に関与して、子どもの成長を促進します。

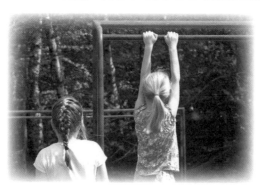

◆ 子どもはどのくらいタンパク質を摂取すればいいの？

子どものタンパク質摂取量は、年齢や体重によって異なります。厚生労働省の資料では、子どものタンパク質必要量を小児（3〜5歳）20g/日、小学生25〜50g/日、中高生45〜50g/日以上としています。男女差や体重などによって必要量は若干変わりますが、この値は、タンパク質の欠乏を防ぎ、体の正常な成長と発達を確実にするために必要な量として策定されたものです。

▼タンパク質の年齢別必要摂取量（3〜17歳）

年齢	推定平均必要量（g/日）	推奨量（g/日）
3〜5歳	20	25
6〜7歳	25	30〜35
8〜9歳	30〜35	40
10〜11歳	40	50
12〜14歳	45〜50	55〜60
15〜17歳	45〜50	55〜65

参考：https://www.mhlw.go.jp/file/05-Shingikai-10901000-Kenkoukyoku-Soumuka/0000042642.pdf

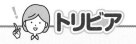

卵1個のタンパク質は12g、牛乳（コップ1杯200cc）のタンパク質は6.8gです。

◆子どもの成長を助けるタンパク質を豊富に含む食品

　良質なタンパク質を多く含む食品のうち、特に子どもにおすすめなのは次の食品です。

▼子どもにおすすめな食品

> ・肉類（鶏肉、牛肉、豚肉など）
> ・魚類（鮭、マグロ、サバなど）
> ・乳製品（牛乳、ヨーグルト、チーズなど）
> ・豆類（大豆、豆腐、納豆など）
> ・卵

　子どもの成長をサポートするためには、タンパク質摂取のバランスも大切です！　いくらタンパク質が成長によいとはいっても、摂りすぎるのは禁物です。過剰な摂取は、腎臓への負担やカルシウムの排泄量の増加など、健康面でのデメリットがあるので、適切な摂取量を心がけることが大事です。

◆タンパク質の摂取と運動の相乗効果でキレッキレ！

　タンパク質の摂取だけでなく、適度な運動も子どもの成長に役立ちます。最近の研究で、「運動によって筋肉が働き、骨が刺激を受けることで、骨密度が向上し、骨の成長が促進される」ことがわかりました。タンパク質摂取と運動を適切に組み合わせることで、肉太で骨太な子どもになるということです。

　メジャーリーグやWBCで大活躍の大谷翔平選手も、タンパク質の摂取量を意識していて、毎食3種類以上の主菜から合計60g以上のタンパク質を摂取するようにしているそうです。

　一般の人なら体重1kgあたり1日0.8g程度、スポーツ選手なら1.2〜2.0gが目安になるといわれています。大谷選手は95kg（2023年現在）ですが、運動量から考えると1日3食で合計180gのタンパク質は妥当なところでしょうか。

　タンパク質の適量摂取と運動を取り入れると、子どもは学校の運動会でも大活躍！　そして才能次第では、スポーツ選手となって世界に羽ばたく可能性をも秘めているということです。

◆ まとめ

　タンパク質は、子どもの健やかな成長をサポートする栄養素です。適切な摂取量やバランスを心がけ、良質なタンパク質源から摂取することが大切です。また、適度な運動と組み合わせることで、子どもの成長をより効果的に促進できます。親子でタンパク質を意識した食生活を楽しみ、子どもたちの健やかな成長をサポートしましょう！

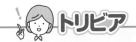

「成長期に筋トレをすると身長が伸びない」という話がありますが、エビデンスはありません。

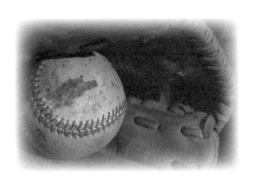

タンパク質と睡眠：
よく眠り、よく食べ、よく生きる

　タンパク質は筋肉の構築・修復、骨や皮膚、髪の健康に大きく寄与する栄養素ですが、実は**睡眠**とも深い関係があります。本節では、タンパク質と睡眠の関係、そして「良質な睡眠を得るためにはタンパク質をどのように意識すべきか」をわかりやすく解説します。

◆ タンパク質を食べるとよく眠れる⁉

　「タンパク質を食べると寝付きがよくなる」っていう話、聞いたことありますか？　実は、タンパク質が豊富な食品には、睡眠を促す成分である**トリプトファン**(必須アミノ酸の1つでしたね)がタンパク質の構成要素として含まれています。

　トリプトファンは吸収されて体内に入ると、**セロトニン**および**メラトニン**という睡眠に関連するホルモンに変換されます。トリプトファン入りのタンパク質を摂取することで、睡眠の質が向上し、リラックスした状態で眠りにつくことができます。また、トリプトファンはストレスホルモンであるコルチゾールの分泌を抑制する働きもあり、ストレスが睡眠に悪影響を与えることを防ぎます。

　トリプトファンを含む食品は、牛乳、七面鳥、鶏肉、魚類、卵、カボチャの種、豆類、チーズ、葉物野菜などです。クリスマスの夜は、七面鳥に卵サラダ、お酒にチーズなど、眠れる要素満載ですね(笑)。

◆ タンパク質が睡眠サイクルに影響を与える

　早稲田大学理工学術院の柴田教授らの研究グループが、**体内時計**を食事で同調させる新しいメカニズムを発見した[*]そうです。食事に含まれるタンパク質やアミノ酸が体内時計に影響しており、インスリンに代わる働きをしている、という発見です。

　例えば朝食では、食後の高血糖を防ぎ、同時に体内時計を調整するため、高タンパクの食事がおすすめなのだそうです。また、睡眠中は筋肉の修復が行われるため、夕食時に十分なタンパク質を摂取することで、筋疲労の回復が進み、睡眠サイクルも整って、全身の疲れがとれやすくなります。

◆エネルギーの代謝と寝付きがよくなる

　タンパク質はエネルギー代謝を促進するので、適切な量のエネルギーが安定的に供給されます。適度なエネルギー代謝が保たれることで、体がリラックスし、眠りにつきやすくなります。また、タンパク質は血糖値の安定に役立つため、夜中に目覚めることが減り、一晩中ぐっすりと眠れるようになります。

◆ストレスや疲労の軽減につながる

　タンパク質の適切な摂取は、ストレスや疲労の軽減にも役立ちます。タンパク質が神経伝達物質の生成に関与し、リラックスや安定感をもたらす効果があるためです。ストレスや疲労が軽減されることで、自然と睡眠の質が向上し、日中の活動がスムーズになります。

◆よい睡眠のためにタンパク質を効果的に摂取する方法

　寝る前にタンパク質を摂取することで、睡眠の質を向上させる効果があるとはいえ、過剰な摂取は消化器ほかに負担をかけるため、適量を心がけましょう。鶏肉、魚、豆腐、卵、ヨーグルトなどはアミノ酸スコアが高く、良質なタンパク質を多く含むため、おすすめです。

＊…を発見した　柴田重信、池田祐子ら、Glucagon and/or IGF-1 Production Regulates Resetting of the Liver Circadian Clock in Response to a Protein or Amino Acid-only Diet, EBioMedicine, 2018

　筆者の友人に、筋トレが好きな人がいます。彼は日々、筋トレとプロテイン摂取を欠かさず行っています。彼によると、「寝る前の筋トレ後にプロテインを飲むようになってから、仕事の疲れがとれやすくなり、毎朝スッキリと目覚めるようになった」とのこと。筋肉の増加に加え、ぐっすりとした睡眠にも効果があるなんて、タンパク質って素晴らしいですね！

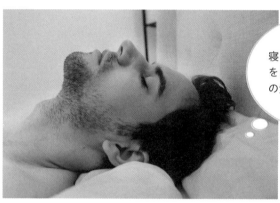

寝る前にタンパク質を摂取すると、睡眠の質が向上します。

◆まとめ

　タンパク質は、筋肉の増加だけではなく、睡眠にも大きな影響を与える栄養素です。適切なタンパク質摂取によって、睡眠の質が向上し、日々の疲れがとれやすくなります。タンパク質を意識した食生活を取り入れることで、良質な睡眠を得られる可能性が高まります。

　さらに、ストレスや疲労の軽減、エネルギー代謝の促進、血糖値の安定、神経伝達物質の生成への寄与など、タンパク質摂取がもたらす様々な効果が、睡眠の質にも好影響を与えます。

　タンパク質と睡眠の関係を理解し、自分に合った食生活を見つけることが重要です。

③ タンパク質とハゲの関係：健康的な頭皮環境をサポートする栄養素の役割

　タンパク質は、私たちの体の基本的な構成要素であり、髪の毛の健康にも欠かせない栄養素です。本節では、タンパク質とハゲの関係を取り上げ、健康的な頭皮環境をサポートするためのタンパク質の重要性を紹介します。

◤ タンパク質が髪の毛に与える影響

　タンパク質は、髪の毛の主要な構成成分の1つである**ケラチン**をつくるために必要な栄養素です。ケラチンは、髪の毛や爪、皮膚などの表面を覆う角質層の主成分として、強度や弾力性を保つ重要な役割を持っています。

　また、タンパク質は、頭皮環境を健やかに保つためにも重要な栄養素です。頭皮には、髪の毛の成長に不可欠な成分を供給する**毛母細胞**が存在しますが、これらの細胞の成長にはタンパク質が必要です。さらに、タンパク質は頭皮環境を整えるための酵素の働きを助け、頭皮の健康をサポートすることが知られています。

　そのため、タンパク質不足は、髪の毛が細くなったり、抜け毛が増えたりする原因となることがあります。朝起きたら枕に髪の毛がたくさんついていてショックを受けることもあります。タンパク質を適切に摂取することで、髪の毛や頭皮を元気に保つことが大切です。

◆タンパク質摂取のバランスが大切

　適切なタンパク質摂取量を心がけることが重要です。過剰なタンパク質摂取は、腎臓への負担やカルシウムの排泄量の増加など、健康面でのデメリットがあるため、適切な摂取量を心がけましょう。また、様々なタンパク質源から摂取することで、ほかの栄養素もバランスよく摂取できます。

◆タンパク質とその他の栄養素の関係

　髪の毛の健康をサポートするためには、タンパク質だけでなく、ビタミンやミネラルなどの栄養素も重要です。例えば、ビオチン（ビタミンB$_7$）や亜鉛、鉄分は、髪の成長を促し、薄毛や抜け毛の予防に役立ちます。これらの栄養素を含む食品を積極的に摂取し、バランスのよい食事を心がけましょう。

◆タンパク質を豊富に含む食事

　髪の毛の健康をサポートするためには、タンパク質を豊富に含む食品をバランスよく摂取することが大切です。タンパク質を豊富に含む代表的な食品および具体的な料理の例を次に示します。

　次ページの例のように、バランスのよい食事を心がけることで、タンパク質を豊富に含む食品を効果的に摂取することができます。

▼タンパク質を豊富に含む食品と料理例

●魚介類

魚や貝類には、タンパク質に加えて、DHAやEPAなどの栄養素が含まれています。これらの栄養素は、髪や頭皮の健康にもよい影響を与えます。

【料理例】
・鮭のムニエル
・エビのアボカドサラダ
・貝類のホワイトソースパスタ

●肉類

牛肉や豚肉などの肉類には、タンパク質のほかにも、鉄分や亜鉛などの栄養素が含まれています。これらの栄養素は、髪や頭皮の健康に欠かせません。

【料理例】
・牛肉のステーキ
・ローストポーク
・チキンカツ丼

●大豆製品

大豆製品には、タンパク質に加えて、ビタミンEやイソフラボンなどの栄養素が含まれています。これらの栄養素は、髪や頭皮の健康をサポートします。

【料理例】
・豆腐ステーキ
・納豆巻き
・枝豆サラダ

●卵

卵には、タンパク質のほかにも、ビタミンDやビオチンなどの栄養素が含まれています。これらの栄養素は、髪や頭皮の健康によい影響を与えます。

【料理例】
・目玉焼きサンドイッチ
・オムレツ
・卵とハムのチャーハン

◆ タンパク質とライフスタイルの相互作用

タンパク質を摂取すること以外に、適度な運動やストレス管理、十分な睡眠も、頭皮環境によい影響を与えます。逆に、ストレスがたまったり、睡眠不足が続いたりすると、髪の毛に悪影響を及ぼすことがあります。健康的な頭皮環境を維持するためには、タンパク質摂取とともに、バランスのよいライフスタイルを心がけましょう。

余談ですが、筆者も30歳を過ぎると、徐々に抜け毛が気になるようになってきました。気づいたときには額がＭ字になっていて、まるで『ドラゴンボール』のベジータのような髪型に……。本書を執筆していてタンパク質の重要性に改めて気づかされました。禿げたら髪は戻ってきません。後悔する前に適切にタンパク質を摂って、健康的な髪を長く保つことが大事です。

◆ まとめ

タンパク質は、健康的な頭皮環境をサポートする栄養素です。適切なタンパク質摂取量やバランスを心がけ、良質なタンパク質源から摂取することが大切です。また、適度な運動やストレス管理、十分な睡眠と組み合わせることで、髪の毛の健康をより効果的にサポートできます。タンパク質を意識した食生活とバランスのよいライフスタイルを楽しみ、健康的な頭皮環境を維持しましょう。

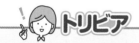

洗髪は72時間以内の間隔で継続するのがよいといわれています。72時間というのは皮脂の生成・分解サイクルであり、それ以内に洗髪することでかゆみを予防できます。

④ お肌とタンパク質：
いつまでコラーゲン食べているの？
コラーゲンは塗るのが正解!?

コラーゲンは美容によいとされ、サプリメントや食品に配合されたものが数多く販売されています。"プルプルもちもちのお肌にはコラーゲン"というが通販の常套句です。コラーゲンって一体なんなの？　食べるだけで本当に効果があるの？　ここではコラーゲンを題材に、その特徴や気になるウワサについて詳しく解説します。

◆コラーゲンってなに？

コラーゲンはタンパク質の一種です。コラーゲンというと「肌」のイメージが強いと思いますが、それだけではなく、骨・目・歯茎・腱・関節・血管など、体内の様々な場所に存在しています。資生堂ジャパン株式会社の調査 (2019) によると、女性が「美容によい」と思う成分の第1位はコラーゲンだったそうです。

▼美容によいと思う成分は何か

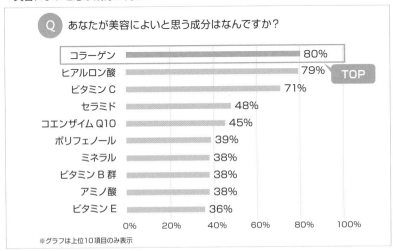

Q あなたが美容によいと思う成分はなんですか？

コラーゲン	80%
ヒアルロン酸	79% TOP
ビタミン C	71%
セラミド	48%
コエンザイム Q10	45%
ポリフェノール	39%
ミネラル	38%
ビタミン B 群	38%
アミノ酸	38%
ビタミン E	36%

0%　20%　40%　60%　80%　100%

※グラフは上位10項目のみ表示

　さらに、「あなたはコラーゲンに興味・関心がありますか？」という質問に対して、84%が「興味がある」と回答したそうです。女性のコラーゲンに対する関心度の高さには驚きますね。男性の場合、プロテインへの興味・関心を尋ねたら同じくらいの数字になりそうな気がします。

◆コラーゲンを食べると肌に直接作用する？

　結論からいいますが、食べたコラーゲンが直接皮膚に効果をもたらすわけではありません。コラーゲンを食べると、他のタンパク質と同様、分解されてアミノ酸となって体内に吸収されます。このアミノ酸は新たなコラーゲンの生成に役立ちますが、食べたコラーゲンが直接皮膚に効果をもたらすわけではありません。「食べたコラーゲンがそのままお肌になる」という認識があるとしたら、それは間違いです。少し極端な例でいうと、髪の毛もタンパク質でできていますが、他人の髪の毛を食べたらそのまま自分の髪の毛になる⁉(笑)というわけではないのと一緒ですね。

　だがしかし！　コラーゲンを食べてもまったく意味がないかというと、そうではありません。食べたコラーゲンは、一体どう役立ってくれるのでしょうか？

◆コラーゲンを食べたら翌日お肌プルプルになるけど？

　鶏皮や豚足、フカヒレなどには、コラーゲンがたくさん含まれています。「コラーゲン入りの食品を食べたら、翌日、なんとなく肌の調子がよくなった気がする」という体験のある人もいるかもしれません。しかしそれは、一時的に肌の水分量が増加しているだけかもしれません。

　近年の研究により、コラーゲンはすべてがアミノ酸に分解されるのではなく、一部はアミノ酸がつながった**コラーゲンペプチド**という状態のまま吸収されて、体内のコラーゲンやヒアルロン酸の生成を助ける役割を担うことがわかってきました。

コラーゲンペプチドとは一体なんでしょうか。

◆ コラーゲンペプチドってなに？

そもそも、「コラーゲンはタンパク質の一種」だということは、先ほ
ど説明しました。タンパク質は**アミノ酸**が複数結合したものの総称
ですが、この分子量と構成によって、**コラーゲンペプチド**、**ゼラチン**、
コラーゲンと呼び方が変わり、体内への吸収のされ方も違ってくる、
というわけです。

▼コラーゲンの分解

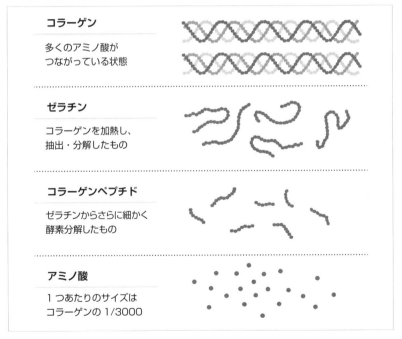

コラーゲン	多くのアミノ酸がつながっている状態
ゼラチン	コラーゲンを加熱し、抽出・分解したもの
コラーゲンペプチド	ゼラチンからさらに細かく酵素分解したもの
アミノ酸	1つあたりのサイズはコラーゲンの1/3000

　この図のように、アミノ酸を最小の状態とすると、コラーゲンは何
千ものアミノ酸が連なり、三重らせんを描いた複雑な構造になって
います。

　消化管内で体内へ吸収される際は細かく分解されるのですが、これまで、コラーゲンは前述のとおり「アミノ酸として分解されるだけ」というのが定説でした。しかし近年は、アミノ酸よりも少しだけ大きな「ペプチド」の状態でも、そのまま体内へ吸収されることがわかってきました。吸収されたペプチドは、体の隅々まで届けられ、お肌はもちろん、関節や骨など全身で活用されます。

◆ コラーゲンペプチドを摂取するとどうなるの？

　普通に食品からコラーゲンを摂取した場合は、「いったんアミノ酸に分解〜再合成」といった工程を経る必要がありますが、低分子の「コラーゲンペプチド」の状態で経口摂取した (食べた) 場合は、分解工程を省略できるため、普通のコラーゲンよりも吸収性が高く、美容と健康により大きな効果が見られた、という研究結果も報告されています。

　昨今、日本やアメリカなど国内外の様々な研究分野で、コラーゲンペプチドの働きが解明され始め、多くの研究結果が発表されています。コラーゲンペプチドの需要は、年々高まってきているといえるでしょう。

◆ コラーゲンの効果を直接受けるためには塗る

　コラーゲンを食べても効果がないわけではないことがわかりました。内部から効果を発揮しますが、分解と再合成の順序を経る必要があるので、やや効率が悪いですね。

　では、お肌がコラーゲンの効果を直接受けるにはどうしたらいいのでしょうか。その答えは、コラーゲンをお肌に塗ることです。コラーゲンを塗ることで、皮膚の表面に直接働きかけることができます。肌の保湿やバリア機能の向上といった効果が期待できます。

　コラーゲンは動物の皮膚や骨だけでなく、魚の鱗（うろこ）にも豊富に含まれています。実際、魚の鱗から抽出されたコラーゲンは、化粧品やサプリメントにも使用されています。また、魚の鱗には美容効果があるとして、古代ローマでは魚の鱗を砕いて入浴剤に使用していたといわれています。

　近年は、SNSで話題になったりインフルエンサー的な人が発信したりする情報によって、非科学的なとんでもない常識が広まることがあります。いくら鱗にコラーゲンが豊富だからといって、さすがに魚の鱗を肌に直接貼る人はいないとは思いますが、もしかしたら何かのはずみである日突然、鱗を肌に貼ることがブームになったりするかもしれません。

▼豚足

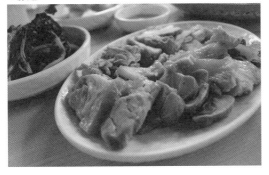

▼フカヒレ

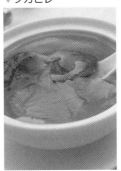

by chee.hong

◆まとめ

　食べるコラーゲンは、アミノ酸に分解されて体内に吸収され、新たなコラーゲンの生成をサポートします。塗るコラーゲンは、表皮の保湿力やバリア機能を強化し、肌の外側からのケアを行います。したがって、コラーゲンは食べて内側からお肌の調子を整え、塗って外側からツヤツヤぷるぷるのお肌を保つことができます。両方を組み合わせることが、最も効果的なスキンケアの方法だといえるでしょう。

⑤ タンパク質が恋のカギ!? 性欲との意外な関係を解明

　タンパク質は、体の構造や機能を維持するために不可欠な栄養素ですが、性欲との関係も密接です。ここでは、タンパク質と性欲の関係について、科学的根拠やトリビアを交えながら解説します。

◆ タンパク質と性ホルモンのつながり

　タンパク質は、**性ホルモン**の生成に重要な役割を果たします。特に、**男性ホルモン**である**テストステロン**は、アミノ酸から合成され、タンパク質がその供給源となります。テストステロンは、性欲や筋力の維持に関与しており、適切なタンパク質摂取が性欲の向上につながります。

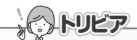

　テストステロンの分泌は、筋トレを行うことで促進されることが知られています。筋トレとタンパク質摂取を組み合わせることで、性欲の向上が期待できます。

◆ タンパク質が関与する神経伝達物質

　タンパク質は、**ドーパミン**や**セロトニン**などの**神経伝達物質**の合成にも関与しています。これらの神経伝達物質は、気分や感情、リラクゼーションに関与し、性欲にも大きな影響を与えます。適切なタンパク質摂取により、神経伝達物質の生成がサポートされ、性欲の向上につながる可能性があります。

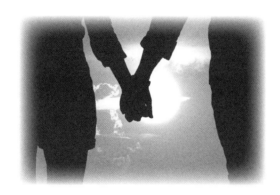

| column | 牡蠣やチョコレートが媚薬 !?
恋愛成就の秘薬とされてきた事実の裏側 |

　牡蠣やチョコレートは、恋愛成就の秘薬や媚薬としての効果がいわれてきました。これらの食品を摂取すると性欲が高まる、とされていたのです。単なる迷信のように見えますが、実は科学的な根拠もあるようなのです。秘薬や媚薬と呼ばれた牡蠣とチョコレートの謎を調べてみました。

牡蠣

　牡蠣は、亜鉛が豊富に含まれています。亜鉛はテストステロンの生成に関与し、性ホルモンのバランスを維持する役割があります。また、牡蠣にはタンパク質やアミノ酸が豊富に含まれており、性ホルモンの生成や神経伝達物質の働きをサポートします。

チョコレート

　チョコレートにはフェニルエチルアミン（PEA）という成分が含まれています。PEAは脳内において、ドーパミンやセロトニンといった快楽や幸福感を感じさせる神経伝達物質の生成を促す効果があります。また、チョコレートにはマグネシウムも含まれており、ストレスや緊張を緩和するリラックス効果が期待できます。

　これらの食品は、性欲に影響を与える成分が含まれていることから、恋愛成就の秘薬や媚薬とされてきたようです。ただし、これらの食品を摂取するだけでは、残念ながら、性欲が劇的に高まるということはなさそうです。バランスのよい食事や適度な運動、ストレスの緩和が、性欲の維持や向上に効果的みたいです。言い伝えも現代科学ではその真偽あるいは「どこまでが正しいのか」がハッキリしてしまいますね。

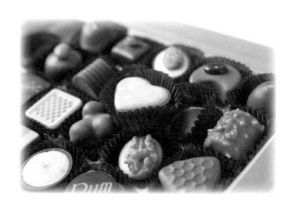

◤ タンパク質摂取の注意点

　タンパク質摂取が性欲によい影響を与える一方で、過剰摂取は健康リスクをもたらすことがあります。腎臓や肝臓への負担が増えることがあるため、適切な量の摂取が大切です。また、タンパク質の質にも注意が必要です。動物性タンパク質には良質のアミノ酸が豊富ですが、摂りすぎるとコレステロールや飽和脂肪酸の摂取量が増えることもあります。植物性タンパク質もバランスよく摂取することが望ましいです。

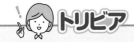

　タンパク質は、体重1kgあたり1日0.8〜1.2g程度が目安とされています。個人差はありますが、適切な量を摂取することが性欲にも健康にもよい影響を与えます。

◤ まとめ

　タンパク質は、性ホルモンの生成や神経伝達物質の合成に関与し、性欲にも大きな影響を与えます。適切な量のタンパク質摂取によって性欲の向上が期待できますが、過剰摂取を避け、良質のものを摂るといった注意が必要です。健康的な食事を心がけ、バランスのよいタンパク質摂取を目指しましょう。

MEMO

第 **4** 章

タンパク質で
痩せ体質に!?
理想のボディライン
を手に入れるために

　タンパク質を摂ると、栄養価を得られるだけ
でなく、見た目にも劇的な変化が生じます。男女
を問わずどなたにも憧れる体形や体重があると
思いますが、理想に近づくのも夢ではありませ
ん。本章では、そういったタンパク質のキラキラ
した特徴をお伝えします。

1 筋肉が増えるとスリムに見える？筋肉の魔法で理想のボディを手に入れよう

　タンパク質が筋肉のもとになることはおわかりですよね。**筋肉を**つけると見た目がスリムになる、という話を聞いたことはありますか？　筋肉をつけることは、体重を減らすだけでなく、体形を整える効果もあるのです。筋肉が増えることで痩せて見える理由とその科学的根拠を、わかりやすく紹介します。

◆筋肉と脂肪の密度の違い：見た目がスリムになる秘密

　筋肉は脂肪に比べて密度が高いため、同じ重さでも筋肉のほうが体積が小さくなります。つまり、筋肉量が増えることで、体のサイズがコンパクトになり、見た目がスリムになるのです。実際に、多くの研究データから「筋肉量の増加が体脂肪率の減少につながる」ことが示されています。

　筋肉量の増加が体脂肪率の減少につながるのはなぜかというと、そこには筋肉のエネルギー消費量の多さが関係しています。

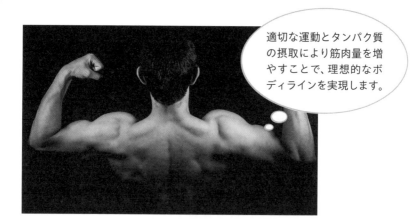

適切な運動とタンパク質の摂取により筋肉量を増やすことで、理想的なボディラインを実現します。

筋肉は脂肪よりもカロリーを消費するため、筋肉量が増えるほど、安静時にもエネルギー消費量が多くなります。その結果、体脂肪率が低下し、体形のスリム化が促進されることになります。適切な運動とタンパク質の摂取により筋肉量を増やすことは、体脂肪率を減らし、理想的なボディラインを実現する効果的な方法です。

◆ 美しいボディラインがつくられる

筋肉は体のラインを整え、美しいシルエットをつくります。ウエストのくびれやヒップのリフトアップもありますが、全身への波及効果が最も大きいのは、姿勢が改善することです。

筋肉がつくことで、背筋が伸び、姿勢が改善されます。姿勢がよくなることで、見た目にもスリムで引き締まった印象を与えるようになります。筋力トレーニングによって筋肉のバランスが改善されて姿勢がよくなった結果、お腹の膨らみが抑えられるようになります。

知人から聞いた話ですが、ダイエット中のある男性が、タンパク質を摂取しすぎて、いつの間にかプロレスラーのような筋肉質の体になってしまったそうです。目指していたのはスリムな体形だったのに、まさかの筋肉マンに！　しかし、彼はその筋肉を活かして、地域のスポーツイベントで大活躍したとか。ダイエットのはずがマッチョになってしまうなんて、ある意味、羨ましいです。

◆ 基礎代謝が上がり、脂肪が減りやすくなる

筋肉量が増えることで基礎代謝が向上し、エネルギー消費量が増加します。**基礎代謝**とは、人間が安静状態で生命を維持するために必要な最低限のエネルギー消費量です。筋肉量が増えることで、基礎代謝が向上し、1日に消費されるカロリーが増加します。筋肉は脂肪組織よりも多くのエネルギーを消費する性質があるため、筋肉量が多いほど、安静時でもエネルギー消費量が多くなります。

そのため、消費カロリーが摂取カロリーを上回る状況が生じやすくなり、体内の脂肪がエネルギー源として利用されることで、脂肪が減少します。適切な運動とタンパク質の摂取を通じて筋肉量を増やすことは、基礎代謝を向上させ、脂肪が減りやすい状態をつくり出す効果的な方法なのです。

◆満腹感の維持—お腹いっぱいで間食もおさらば！

タンパク質は消化に時間がかかるため、満腹感が長持ちします。ある研究では、タンパク質が短期間の満腹感を高めることが示されており、これが間食を減らす効果につながります。また、タンパク質は血糖値の急激な上昇を抑える効果もあり、食後の空腹感を緩和します。

タンパク質の豊富な食事を摂ることで、満腹感が続き、デザートが食べられなくなったりします。そのおかげでダイエットに成功できた人もいるようですよ。

◆まとめ

筋肉が増えることで見た目がスリムになる理由は、「筋肉と脂肪の密度の違い」、「美しいボディラインの形成」、「姿勢の改善」そして「基礎代謝の向上」です。

筋肉をつけることで、体重が減らなくても見た目がスリムになる効果が期待できます。適切なタンパク質摂取と筋トレによって、理想のボディラインを手に入れましょう！

タンパク質は朝に摂るべき!?
肥満知らずの理由と
究極の摂取テクニック

　皆さんは**朝食**ではどんな食品を摂取していますか？　近年の研究では、朝食時にタンパク質を摂取することが、太りにくい体質をつくるうえで効果的だという事実が示唆されています。本節では、朝にタンパク質を摂ると太りにくい理由について説明します。

◤朝にタンパク質を摂取すると太りにくい理由

　「タンパク質を朝食で摂取することが太りにくい体質につながる」理由としては、以下のことが挙げられます。

●食事誘発性熱産生の向上
　食事誘発性熱産生（**DIT**：Diet Induced Thermogenesis）とは、「食事をしたあと、安静にしていても代謝量が増大する」ことを指します。
　食事を摂ると、体内に吸収された栄養素が分解され、その一部が体熱となって消費されます。そのため、食事をしたあとは安静にしていても代謝量が増えます。食事誘発性熱産生でどれくらいエネルギーが消費されるかは、栄養素の種類によって異なります。タンパク質のみを摂取したときは摂取エネルギーの約30%、糖質のみの場合は約6%、脂質のみの場合は約4%。通常の食事はこれらの混合なので、10%前後になります。食事をしたあとで体が温かくなるのは、この食事誘発性熱産生によるものです。つまり、タンパク質を摂取すると、消化や代謝により多くのエネルギーが消費されるため、他の栄養素に比べて太りにくいとされています。そのため、朝からタンパク質を摂取することで、1日のエネルギー消費を促進することができます。

▼食事誘発性熱産生

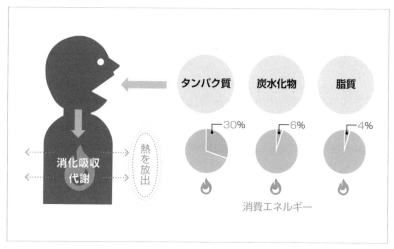

● 満腹感の維持

　タンパク質には満腹感を長持ちさせる効果があります。タンパク質は消化が遅く、胃や腸での滞留時間が長いために、満腹感が持続しやすくなるのです。満腹感が持続することで、間食や過剰な摂取が抑制され、結果的にカロリー摂取量を抑えることができます。それとは対照的に、炭水化物は比較的速やかに消化・吸収されるため、満腹感が続かない傾向があります。

● 血糖値の安定化

　朝食でタンパク質を摂取することにより、血糖値の急激な上昇を抑え、インスリンが過剰に分泌されるのを防ぎます。タンパク質は、**インスリン感受性**を向上させる効果があります。インスリン感受性が高まると、血糖値のコントロールが効率的に行われ、血糖値の安定化が促されます。

　一方、炭水化物を多く摂取すると、血糖値が急激に上昇し、それに伴ってインスリンが分泌されますが、その後急激に血糖値が低下し、空腹感を感じやすくなります。タンパク質の場合は、血糖値の上昇を緩やかにし、長時間安定させることができるため、満腹感が持続しやすくなります。

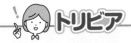

> タンパク質という言葉は、ギリシャ語の"πρωτεῖος"(proteios)に由来しており、「最も重要なもの」や「最初のもの」を意味しています。

◆朝食で効果的なタンパク質の摂取方法

　朝食でタンパク質を効果的に摂取するためには、以下に述べる方法がおすすめです。

●高タンパクな食品を選ぶ

　朝食でタンパク質を効果的に摂取するためには、高タンパク質の食品を選びましょう。例えば、卵、ヨーグルト、チーズ、牛乳、豆腐、納豆、鶏肉、魚、プロテインパウダーなどが、よい選択肢です。

●いろいろな食品からタンパク質を摂る

　タンパク質は20種類のアミノ酸から構成されており、9種類の必須アミノ酸は人体外から摂取する必要があります。食品によって含まれるアミノ酸の構成が異なるので、バラエティ豊かなタンパク質源を摂取することで、必要なアミノ酸を効率的に摂取することが大切です。なお、アミノ酸については2-2節「食べたものはどうやってタンパク質になるの？」を参考にしてください。

●一度に摂取しすぎない

　一度に摂取するタンパク質の量も重要です。一般的には、一度の食事で20～30gのタンパク質を摂取することが、筋肉合成や満腹感の維持に効果的だとされています。例えば、1個の卵には約6gのタンパク質が含まれているので、(食品のバランスを無視すれば)卵3～4個分で適量のタンパク質を摂取できます。

●バランスのよい食事を心がける

　朝食でタンパク質を摂取する際には、他の栄養素(炭水化物、脂質、ビタミン、ミネラルなど)もバランスよく摂取することが重要です。例えば、果物や野菜を加えることで、ビタミンやミネラルを摂取できます。

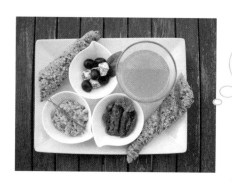

朝食でタンパク質をしっかり摂取し、元気に一日を過ごしましょう。

◆まとめ

　朝食でタンパク質を摂取することが、太りにくい体質につながる理由としては、食事誘発性熱産生の向上、満腹感の維持、血糖値の安定化が挙げられます。

　効果的な摂取方法として、高タンパクな食品を選ぶ、いろいろな食品からタンパク質を摂る、一度に摂りすぎない、などが大事です。バランスのよい食事を心がけ、健康的な体づくりに努めましょう。

③ 脱・リバウンド！なぜ痩せたのに戻ってしまうのか？

せっかく痩せたのに……!?　ダイエットの成功後にリバウンドしてしまうのは、一体なぜなんでしょうか？　ここでは、リバウンドとは何か、そしてリバウンドの防止策などについて、詳しく説明します。もしかしたら、タンパク質がリバウンド阻止のカギを握っているかもしれません。

◀ リバウンドとはなにか？

リバウンド（rebound）とは、「元に戻る」という意味の英単語です。ダイエット用語としては、「ダイエットしたあとで体重が元に戻ってしまう」現象を指します。一度痩せたのに短期間で体重が増えてしまう、というのがリバウンドの典型的な症状です。これは、過度な食事制限や運動による急激な減量が原因となっています。

◀ リバウンドのメカニズム

痩せたいと思ったときに多くの人が考えるのが、食事制限のダイエットです。体重が減るのは、**摂取エネルギー**（食べた量）が**消費エネルギー**（運動、および日々の生命活動など基礎代謝）を下回ったときです。つまり、痩せるためには「食べる量を減らして摂取エネルギーを減らす」あるいは「運動量を増やして消費エネルギーを増やす」といった方法があります。

このうち、手軽に行えるのは「食事を減らす」方法です。食事制限によって痩せるという方法は、間違ってはいないものの、安易に行うと「ダイエットしたのに、逆に太ってしまう」ということが起こります。それが**リバウンド**というものです。

　リバウンドは、カロリー制限や運動による急激な減量が、基礎代謝を下げることによって引き起こされます。基礎代謝が下がると、痩せたあとのカロリー消費量が減り、元の食事量に戻すと体重が増えやすくなって、そのためにリバウンドが起こります。では、なぜ基礎代謝が下がるのでしょうか。

▼理想のダイエットと現実のダイエット

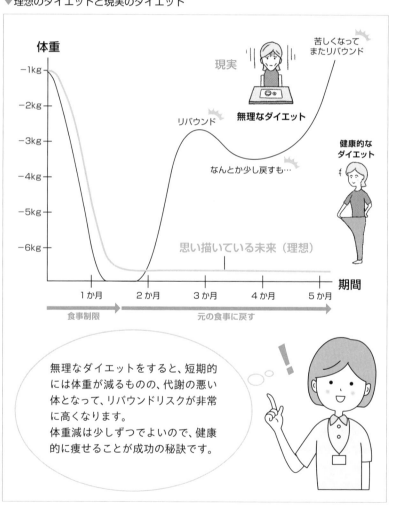

無理なダイエットをすると、短期的には体重が減るものの、代謝の悪い体となって、リバウンドリスクが非常に高くなります。
体重減は少しずつでよいので、健康的に痩せることが成功の秘訣です。

◆ 基礎代謝とタンパク質の関係

　食事制限を行うと、「タンパク質の摂取量が減ってしまう」というのが一番の問題です。タンパク質は、筋肉の構成成分であり、筋肉量を維持することが基礎代謝を高く保つカギとなります。しかし、ダイエット中に十分なタンパク質を摂取できないと、筋肉量が減少し、基礎代謝が下がってしまうということが起きます。基礎代謝が低いというのは、燃費が悪くて太りやすい体質になったことを意味します。そのため、食事の量を元に戻したとたんにリバウンドしてしまうのです。

◆ リバウンドを防ぐには？

　リバウンドを防ぐには、基礎代謝を下げないことが大切です。そして上述のとおり、筋肉を落とさないようにすれば基礎代謝の維持ができます。したがって、ダイエット中は炭水化物を減らし、タンパク質は意識的に摂取するようにしましょう。筋肉量を維持するために、タンパク質を含む食品（鶏肉、魚、豆腐、ヨーグルトなど）を積極的に食べることが重要です。1日に必要なタンパク質の量は、体重1kgあたり1.2g程度が目安です。

　また、急激な減量は避けましょう。短期間での過度な減量はリバウンドの原因になるので、適切なペースで体重を減らすことを心がけます。1か月に2〜3kg程度の減量が理想的なので、そこを目標にしましょう。

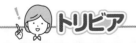

　成人の体重は**BMI**を目安にしますが、幼児は**カウプ指数**、学童は**ローレル指数**が用いられます。

◆リバウンド対策に役立つ食材

　リバウンド対策に効果のある食材を積極的に取り入れることも、ダイエット成功への道を切り開くポイントです。以下、リバウンド対策に役立つ食材をいくつか紹介します。

●大豆

　大豆は良質なタンパク質が豊富であり、筋肉量を増やす効果が期待できます。また、**大豆イソフラボン**は女性ホルモン様の働きをするので、ダイエット中の女性には特にはおすすめです。

●こんにゃく

　こんにゃくは低カロリーでありながら満腹感が得られるため、食事制限中の方におすすめの食材です。また、**グルコマンナン**という成分には腸内環境を整える効果があります。

●アボカド

　アボカドは健康的な脂質が豊富で、満腹感を得やすい食材です。また、ビタミンEやポリフェノールといった抗酸化成分が豊富で、美容や健康にも効果が期待できます。

●チアシード

　チアシードは最近話題のスーパーフードです。オメガ-3脂肪酸、食物繊維、タンパク質が豊富で、ダイエット中の栄養補給に適した食材です。水分と一緒に摂ることで、満腹感を得られます。

　これらの食材をダイエット中の食事に取り入れれば、リバウンドを防止し、健康的な体形を維持するのに役立ちます。

◆ダイエットに効果的な運動

　適度な運動を継続することも大切です。**有酸素運動**と**筋トレ**の組み合わせが効果的です。水泳やヨガなどの有酸素運動で脂肪を燃焼させ、筋トレで筋肉量を増やすことで、基礎代謝を向上させ、リバウンドを防ぐことができます。

◆ストレス対策も大事

　ストレスをためないことも、ダイエットでは重要です。ストレスがたまると、食欲が増すことがあります。さらに、飲酒によって過剰な糖分を摂取することにもつながります。

　そのため、「リラックスできる時間をつくる」、「ストレスの発散法を見つける」といったことも、リバウンドを防ぐうえで重要となります。

◆まとめ

　リバウンドは、ダイエット後に体重が元に戻ってしまう現象であり、過度な食事制限や運動による急激な減量が原因です。タンパク質は筋肉の構成成分であり、筋肉量を維持することが基礎代謝を高く保つカギとなります。リバウンド防止策としては、タンパク質を意識的に摂取し、急激な減量を避けること、適度な運動をして、ストレスをためないようにすることが大切です。これらのポイントを押さえてダイエットに取り組むことで、リバウンドを克服し、健康的な体形を維持することができます。

④ シェイプアップ革命！究極の痩せる食べ方

　ダイエットを成功させるには、食べる量を減らすだけでなく、食べ方にも工夫が必要です。"究極の痩せる食べ方"を身につけることで、健康的かつ持続可能なダイエットが可能になります。本節では、ダイエットの効果を高める食べ方のポイントを紹介します。

◆"究極の痩せる食べ方"ってなに？

　結論からいうと、"究極の痩せる食べ方"とは、食事の摂取量やカロリーだけでなく、食べ方そのものにも工夫を取り入れることで、満腹感を得やすくし、無理なくカロリー摂取量をコントロールする方法です。さらに、食事のバランスや栄養素にも気を配り、健康的な体重減少を目指すことが重要です。

　それでは、具体的な食べ方について順番に見ていきましょう。

◆ゆっくりと噛む

　慌ただしい現代社会、食事にかける時間を十分に確保するのは難しいかもしれませんが、ダイエット成功のためにはできる限り長い時間を確保することが大切です。なぜならば、ゆっくりと噛むことが重要だからです。

　食べるときにゆっくりと噛むことで、食事の時間が長くなり、満腹中枢が刺激されやすくなります。また、食べ物が細かく砕かれた状態になるで、消化管での栄養の吸収が効率よく行われ、必要な栄養素を効率的に摂取できます。さらに、噛むことで唾液の分泌が促され、唾液に含まれる消化酵素が食物と混ざり合い、消化を助けてくれます。

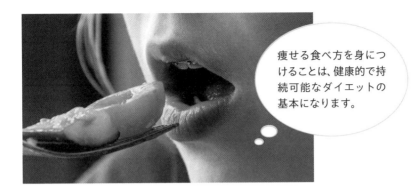

痩せる食べ方を身につけることは、健康的で持続可能なダイエットの基本になります。

◀ 小分けにして食べる

　食事を小分けにして食べるのも効果的です。小分けにすることで、満腹感を得やすくなります。一度に大量の食事を摂取するよりも、少しずつ食べることで、胃の膨張が緩やかになり、**満腹中枢**が刺激されやすくなります。これにより、過食を防ぐことができます。

　痩せたい人が参考にできる有名な方法として、フランス人の「小皿ダイエット」があります。小皿に盛ることで、食事の量を自然にコントロールしやすくなるため、フランス人はアメリカ人に比べると肥満の人が少ないといわれています。

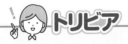

　満腹信号が脳の満腹中枢に伝わるまでには、約20分のタイムラグが存在します。食事を始めてから20分経過すると、脳が満腹信号を受け取り、食欲が抑制されます。そのため、食事のスピードを落とすことで、過食を防ぎ、ダイエット効果を期待することができます。

▶ タンパク質を意識して摂る

　タンパク質は筋肉の構築や修復に必要な栄養素であり、代謝を高める働きがあります。タンパク質を積極的に摂取することで、満腹感を得られやすくなり、痩せやすい体質につながります。

　また、タンパク質は消化に時間がかかるので、満腹感を維持しやすくなるという特徴もあります。そのため、米やパン、パスタなどの炭水化物よりも、肉や魚、大豆といったタンパク質を多く摂るようにすると、痩せやすくなります。

▶ 食物繊維を摂取する

　食物繊維にも満腹感を持続させる効果があります。食物繊維は消化されにくいため、胃腸を通過する速度が遅くなり、満腹感を長時間保てるようになります。食物繊維が豊富な食材には、野菜や果物、豆類、全粒穀物などがあります。タンパク質も食物繊維も、消化されにくいという特徴から、満腹感が保たれやすくなっています。消化されにくいけれども栄養価の高い食品を積極的に摂取することが大事です。

食物繊維は消化されにくいため、満腹感が長時間保たれます。

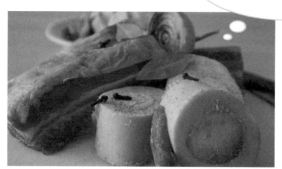
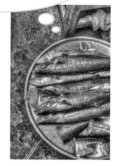

◆食事のタイミングを意識する

　食事のタイミングも、ダイエットにおいて重要です。「ダイエット中は朝食を抜く」という人もいますが、朝食は、1日のエネルギーを得るために摂取することが望ましいです。朝食抜きダイエットは、エネルギー不足による代謝低下や、昼食・夕食での過食につながる可能性があります。「朝は抜いたから、昼や夜は食べても大丈夫」という気持ちの緩みから、かえっていつもより多く食べてしまっていることに気づいていない人も少なくありません。また、夜遅い時間帯の食事は、消化が遅くなり、脂肪が蓄積されやすくなるため、避けるようにしましょう。

◆食品の組み合わせにも注意

　食品の組み合わせにも注意を払うことで、ダイエット効果を高めることができます。キーポイントは**血糖値**です。血糖値が急激に上昇すると、それに伴ってインスリンがたくさん分泌されます。インスリンの作用によって急激に血糖値が低下することで、空腹感を感じやすくなります。「血糖値は緩やかに上昇、そして緩やかに下降」が空腹感を感じにくくするポイントです。例えば、炭水化物とタンパク質をバランスよく摂取することで、血糖値の上昇が緩やかになります。そして、エネルギーが持続的に供給されることで、血糖値は緩やかに下降します。また、食物繊維を先に摂取すると満腹感を得やすくなるため、食物繊維の多い野菜や果物を先に食べることも重要です。

◆適切な間食の選び方

　間食は"ダイエットの敵"とされることも多いですが、間食もしたいですよね。安心してください。適切な食品を選んで間食するのであれば、ダイエットは妨げられません。ダイエット中は、以下のポイントを考慮して間食用の食品を選ぶことが重要です。

●低カロリー

間食はカロリーが低く、ダイエット中の総カロリー摂取量に大きく影響しない食品を選ぶことが望ましいです。

●栄養価が高い

ビタミンやミネラルが豊富で、健康によい影響をもたらす食品を選びましょう。

●食物繊維が豊富

食物繊維の多い食品は満腹感を持続させる効果があるため、間食に適しています。

●タンパク質を含む

タンパク質は筋肉の修復や成長に役立ち、満腹感を持続させる効果があります。

◆間食におすすめの食品例

間食に適した食品には、例えば次のようなものがあります。

野菜スティック：ニンジンやセロリなどの野菜をスティック状にカットし、低カロリーのディップ（ヨーグルトなど）と一緒に食べます。

果物：リンゴやオレンジ、イチゴなどの果物は、ビタミンやミネラルが豊富で低カロリーです。ただし、果糖が含まれるため、適量を摂取することが重要です。

ナッツ類：アーモンドやカシューナッツなどのナッツは、タンパク質、食物繊維、良質な脂質が豊富です。ただし、カロリーが高いため、適量を摂取しましょう。

ヨーグルト：無脂肪または低脂肪のヨーグルトは、タンパク質が豊富でカロリーが低いため、ダイエット中の間食に適しています。砂糖が入っていないものを選びます。フレッシュな果物やナッツをトッピングしてもよいでしょう。

飲み物に：ダイエット中の間食として、飲み物も考慮する必要があります。砂糖入りのソフトドリンクやフルーツジュースは、カロリーが高いので避けましょう。水、お茶、または無糖の紅茶やコーヒーなどが無難な選択肢です。

　こういった適切な食品を選んで間食することで、ダイエット中の空腹感を抑え、ダイエットの成功につなげることができます。

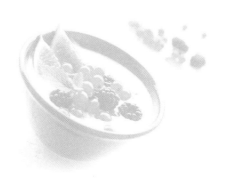

◆水分摂取の重要性

　適切な**水分摂取**も、ダイエットにおいて重要です。水分不足は、代謝が低下し、脂肪燃焼が悪化する原因となります。また、水分摂取が不十分な場合、腎臓や肝臓に負担がかかり、老廃物の排出が滞ることがあります。適切な水分摂取は、基礎代謝の維持や消化、吸収、排泄のサポートに役立ちます。また、水分を摂ることで一時的な満腹感が得られ、食べすぎを防ぐことができます。

　ただし、水分といってもアルコールは別です。アルコールは、肝臓で分解される際に大量のエネルギーが消費されます。そのため、アルコールを摂取している間は、食事から摂取したエネルギーが消費されにくく、脂肪が蓄積されやすくなってしまいます。したがって、ダイエット中はアルコール摂取を控えめにすることが望ましいです。

◆まとめ

　"究極の痩せる食べ方"を実践するためには、食事内容や食事のタイミング、水分摂取、アルコールの影響などを常に考慮することが大切です。さらに、適切な間食も取り入れることで、効果的なダイエットにつなげることができます。無理せず、健康的で持続可能なダイエットを目指しましょう。

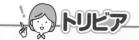

　料理の「さしすせそ」は、砂糖、塩、酢、醤油（せうゆ）、味噌（み"そ"）です。

column　脳みそってなんで「みそ(味噌)」っていうの？

　タンパク質が豊富に含まれている植物といえば、**大豆**が思い浮かびます。大豆について考えていたとき、大豆といえば**味噌**の原料で、そういえば、脳みそってなんで"みそ"っていうんだ？　味噌のことか？　とふと疑問に思ったので調べてみました。

　結論からいうと、脳みその"みそ"は味噌のことでした。味噌はもともと、高僧や貴族の間で珍重されていたような贅沢品であって、味噌汁として調理されることは少なく、おかずや薬として利用されていたそうです。いまでは日本人の食生活には欠かせない必需品ですが、これは鎌倉時代に「一汁一菜」という武士の食事習慣が確立し、味噌汁という形で食する方法が流行してからのことです。室町時代には裕福な庶民の間での自家醸造も始まり、江戸時代に入ると工業的に生産されるようになりました。

　このような経緯で、日本人の生活に欠かせなくなった味噌は、多くの単語や慣用句に取り入れられるようになりました。脳みそ以外にも、「そこがミ

ソ」(そこがポイント、要点という意味)、「みそっかす」(味噌をこしたあとの残りかす。転じて、子どもたちの遊び仲間の中でも、一人前として扱ってもらえない小さな子どものこと)、「手前味噌を並べる」(自家製の味噌を並べ、出来のよさや美味しさを自慢し合ったことから、自分や身内を褒めたり自慢したりすること、自画自賛すること)など、様々なものがあります。こういった言葉からも、味噌が日本人の生活にいかに深く浸透しているかがうかがえます。

▼味噌

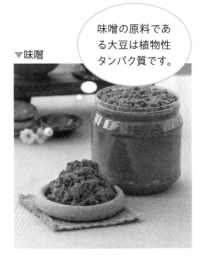

味噌の原料である大豆は植物性タンパク質です。

5 痩せたいなら、おやつには タンパク質を食べろ！

　ダイエット中は、小腹が空くとついついお菓子が食べたくなりますよね。1個だけなら、今日だけなら……という油断が、ダイエットの失敗につながってしまいます。ここでは、おやつを食べるならタンパク質にするとよい理由、どんなものを食べたらよいのか、などについて詳しくお伝えします。

◤おやつにお菓子を食べるのは我慢

　おやつには普段はお菓子を食べるという方も多いでしょう。**お菓子を食べたくなるのは、美味しいからというだけではありません。**お菓子は、糖分や脂肪分を多く含んでいるので、血糖値が上がりやすいという特徴があります。血糖値の上昇が満腹感や満足感につながり、ついつい食べてしまうのです。

　しかし、お菓子はご存知のとおりカロリーが高いため、食べすぎると太りやすくなります。また、糖分の多いお菓子は血糖値の急激な上昇と下降を招き、食欲をさらに刺激する可能性があります。そのため、ダイエット中はお菓子を控えることが重要です。

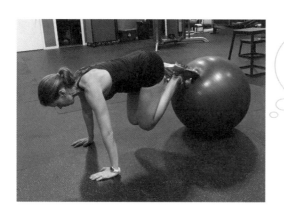

ダイエット中は、糖分の多いお菓子は控えよう。

◈ おやつにタンパク質を摂取するメリット

　タンパク質は消化に時間がかかるので、満腹感が長く続きます。そのため、間食でタンパク質を摂ると、次の食事までの間、空腹感による間食を抑えることができます。また、タンパク質の消化には、炭水化物や脂質に比べてより多くのエネルギーが必要です。そのため、タンパク質を摂取することで、消費カロリーが増加し、ダイエットに効果的です。さらに、タンパク質は炭水化物に比べて血糖値の上昇が緩やかなため、血糖値が急激に上がったり下がったりするのを抑えることができます。これにより、インスリンの分泌が適正に保たれ、脂肪の蓄積が抑制されます。これらのメリットを活かして、おやつにタンパク質を摂取することで、自然とダイエットによい影響を与えることができます。

◈ タンパク質が豊富なおやつの例

　タンパク質が豊富なおやつには、どのようなものがあるのでしょうか。ここではいくつかの例を紹介します。

ヨーグルト：低脂肪で高タンパク質なヨーグルトは、おやつに適した選択肢です。さらに、プロバイオティクス（ビフィズス菌などの善玉菌）により腸内環境の改善にも役立ちます。

ナッツ類：アーモンドやカシューナッツ、ピスタチオなどのナッツ類は、タンパク質を含むだけでなく、良質な脂質やビタミン・ミネラルも豊富です。

枝豆：枝豆はタンパク質が豊富で、食物繊維も含まれているため、栄養価の高いおやつです。

プロテインバー：市販されているプロテインバーは、タンパク質が豊富で手軽に摂取できます。ただし、砂糖や添加物が多く含まれているものもあるため、成分表を確認して選びましょう。

ゆで卵：ゆで卵はタンパク質やビタミン、ミネラルが豊富で、手軽に摂取できるおやつです。ただし、コレステロールやカロリーが高めなので、適量を摂取することが大切です。

これらのものは、タンパク質を効率的に摂取できるだけでなく、満腹感も得られるため、ダイエット中の間食にもおすすめです。

◆おやつはタイミングと量が大事

おやつは、食べるタイミングと量も大事なポイントです。タイミングを考えておやつを食べることで、血糖値の安定やエネルギーの維持が期待できます。一般的には、おやつは昼食と夕食の間、または運動後に食べるとよいといわれています。その理由は次のとおりです。

● 食欲を抑える

食事と食事の間におやつを摂取することで、血糖値が一定範囲に維持されるため、エネルギーの低下や空腹感を抑えることができます。そのため、次の食事での過食を防ぐ効果があります。

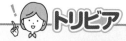

世界各地のタンパク質豊富なおやつ

世界各地には、タンパク質の豊富な珍しいおやつがあります。例えば、南米のペルーでは、トウモロコシを原料とした**カンチャ**が人気です。また、アジアでは、タンパク質が豊富な豆腐スナックや枝豆が親しまれています。各国のおやつをいろいろ試しながら、新たなタンパク源を発見するのも楽しいですね。

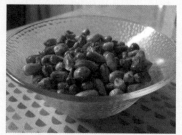

カンチャ

●エネルギー補給

運動後におやつを摂取することで、「消費された分のエネルギー」や「筋肉の修復に必要な栄養素」を効率的に補給できます。特にタンパク質は筋肉の修復や増強に必要なため、運動後に摂取することが望ましいです。

●代謝の維持

食事の間隔が長すぎると、エネルギー消費が抑制されることがあります。一定の間隔で摂取するおやつは、代謝を維持し、ダイエットに役立ちます。

とはいえ、おやつを食べすぎてしまうと、特にお菓子には糖分や脂肪分が多く、太りやすくなります。適切なタイミングでほどほどにするのがよいでしょう。

◆まとめ

ダイエット中のおやつはタンパク質がおすすめです。タンパク質には、満腹感を与えて食欲を抑える効果があります。おやつにお菓子を食べるのを我慢し、タンパク質が豊富な食品を食べることで、ダイエットの効果が期待できます。ただし、タイミングや量にも注意して、健康的なダイエットを目指しましょう。

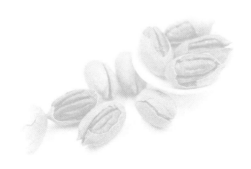

MEMO

第 **5** 章

もしもの病気から
身を守る知識
(タンパク質が裏目
に出る?)

　本章では、タンパク質と深い関係がある病気
について取り上げます。一般的に、タンパク質は
私たちの健康に不可欠な栄養素ですが、過剰に
摂取すれば体に悪影響を与える可能性もありま
す。タンパク質に関係する病気の中でも特に注
意が必要な疾患について、病気が引き起こされ
るメカニズムや予防方法も含めて詳しく解説し
ます。タンパク質不足が関係している疾患や、タ
ンパク質が治療に役立つケースについても紹介
します。

1 アルツハイマー病は 異常なタンパク質が原因!?

◆アルツハイマー病

　ここまで、タンパク質の特徴や働き、筋肉をつける運動や摂取の仕方など、人間の体にどう役立っているかについてお話ししてきました。タンパク質は人間が生きるうえで欠かせないものですが、実はよいことばかりではなく、気をつけるべき姿も持っているのです。それは、変異したタンパク質の存在です。**変異**ってどういうこと？　と思うかもしれません。変異とは、タンパク質が通常と異なっている、つまり「異常なタンパク質になった」ということです。

　異常なタンパク質が原因で引き起こされる代表的な疾患に、**アルツハイマー病**があります。アルツハイマー病の原因はまだ完全には解明されていませんが、**アミロイドβタンパク質**や**タウタンパク質**と呼ばれるタンパク質が異常に蓄積し、神経細胞の機能が障害されることによって発症する、といわれています。

　アルツハイマー病では、脳の中の**海馬**と呼ばれる場所から始まって、徐々に脳全体が萎縮（小さくなること）していきます。海馬は記憶の中枢として知られています。そのため、アルツハイマー病の症状は記憶の障害（もの忘れ）から始まり、徐々に認知機能全体が低下してきます（次図）。アルツハイマー病により脳の萎縮が生じた結果、認知症の症状が見られるようになった場合は、特に**アルツハイマー型認知症**と呼ばれることがあります。アルツハイマー病は、認知症の原因の6割を占めるといわれています。

▼アルツハイマー型認知症の病態

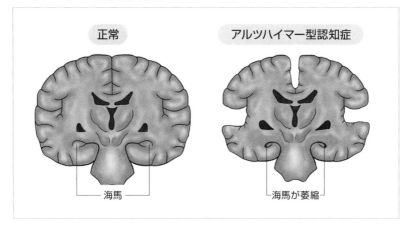

◆アミロイドβタンパク質とは

　アミロイドβタンパク質は、正常な脳内にも存在するタンパク質の1つであり、神経細胞の外側に位置する細胞外マトリックスに存在しています。このアミロイドβタンパク質は異常に蓄積することがあり、そうなると神経細胞の死滅につながるとされています。

　蓄積したアミロイドβタンパク質は、神経細胞を取り囲む細胞外マトリックスに斑点状に沈着し（これを**老人斑**とも呼ぶ）、周辺の神経細胞を圧迫することで、神経細胞の機能が障害されると考えられています。

◆タウタンパク質とは

　タウタンパク質は、神経細胞内部に存在するタンパク質の1つであり、神経細胞の構造を支えたり、栄養物質を運んだりする役割を持っています。このタウタンパク質が異常な形で蓄積することによって、神経細胞の機能が障害されると考えられています。

　蓄積したタウタンパク質は、神経細胞内で異常な凝集を形成し（これを**神経原線維変化**と呼ぶ）、神経細胞の機能や構造を破壊することで、神経細胞の死滅につながるとされています。

▼老人斑と神経原線維変化

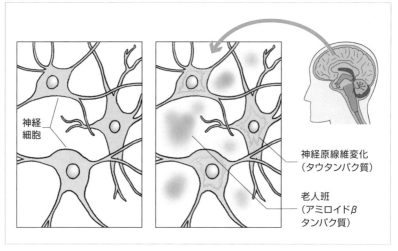

神経細胞

神経原線維変化
（タウタンパク質）

老人班
（アミロイド*β*
タンパク質）

◆異常なタンパク質を取り除く方法はないの？

アルツハイマー病の治療法の1つとして、アミロイド*β*タンパク質を除去することを目的とした**抗アミロイド*β*抗体療法**が注目されています。また、タウタンパク質の蓄積を抑制する治療法の開発も進められています。しかし、本書執筆時点では、アルツハイマー病の原因を完全に解明して治療法を開発することは、非常に困難な課題とされています。

◆アルツハイマー病は進行するとどうなるの？

アルツハイマー型認知症は、治療法がまだ確立していないため、ゆっくりと確実に進行していきます。

時間、場所などの誤認識（**見当識障害**）や、前頭葉の障害による**遂行機能障害**などが生じると、ADL（日常生活動作）に支障をきたすようになります。

　中等度まで進行すると、金銭管理や買い物などが困難となり、入浴・更衣などの日常動作にも援助が必要となってきます。

　重度になると、会話の内容の理解が難しく、発語も乏しくなります。家族の顔を見てもわからなくなるなど、日常生活のすべてにおいて援助が必要な状態となります。

　アルツハイマー型認知症の進行度の評価尺度に、**FAST**（Functional Assessment Staging：認知症機能評価）というものがあります（下図）。FASTのステージが上がるにつれて、日常生活での自立行動が難しくなっていきます。現在の症状からどのステージにいるかを判断し、「どのようなことなら自立できるのか」、「どのようなことに援助が必要なのか」をアセスメントして関わっていくことが大切です。

▼FASTをもとにした各期の生活障害

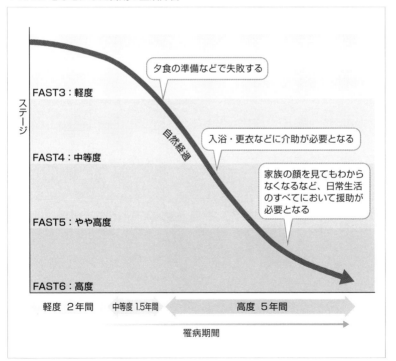

◇アルツハイマー病の患者への関わり方

アルツハイマー型認知症の方に多く見られる症状として、**物盗られ妄想**があります。自分のものがなくなった、誰かに盗られたなどと強く訴えられることがあります。このとき、否定をすると不安が増し、興奮を助長させてしまうことがあります。

ご本人の話をよく聞いて、一緒に探したり、さり気なく話題を変えたりすることで、興奮が収まることもあります。このとき、ご本人の尊厳を守りつつ接することを心がけましょう。

関わっていく中で、ケアを拒否されたり意見が折り合わないとき、無理強いはせずに一歩引いて、少し時間を空けることも必要です。

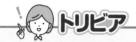 トリビア

認知症には、アルツハイマー型認知症以外にも、血管性認知症、レビー小体型認知症、前頭側頭型認知症などがあります。

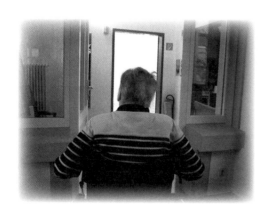

column　人間の体温の限界

　近年は使われなくなりましたが、水銀体温計の目盛りっていくつまであるかご存知ですか？

　通常、水銀体温計の目盛りは42℃が最大になっています。なぜなら、私たちの体温は42℃を超えることはないとされているからです。体をつくっているタンパク質は42℃を超えると壊れてしまいまいます。いったん壊れたタンパク質は、元に戻ることはできません。つまり、42℃まで上昇すると、人体が致死的な状態に陥るほどの影響があるということです。しかし、科学的根拠のある定説に反するようですが、ギネス認定の最高記録は46.5℃とのこと。

　〈1980年の夏、米国で52歳の男性が、熱中症の診断で体温42℃かつ昏睡状態で救急搬送されました。気管挿管および酸素吸入の開始、次いで、体表に氷嚢、胃腔の挿入管内部を氷水にて灌流開始、これらの処理後

25分で、体温は急上昇し、46.5℃を記録。24日後にほぼ平熱状態まで回復し、奇跡的に後遺症を残さず生還した〉(平成14年健康指標プロジェクト講演会要旨抜粋・一部要約)

　これまでに症例はこの1件しかなく、奇跡的な事例だったそうです。高体温状態のときに体温を下げなければならない理由の1つが、「タンパク質が壊れるのを防ぐ必要があるため」だということも覚えておきましょう。

水銀体温計の目盛りは42℃まで。

▼水銀体温計

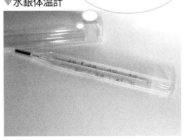

② パーキンソン病に タンパク質が効く!? タンパク質のパワーで症状が改善!

パーキンソン病は、脳の神経細胞がだんだんと働かなくなっていく病気です。手足がふるえたり、筋肉がこわばったり、動きが遅くなったりするのが特徴です。病気の原因は複雑で、まだ全部はわかっていません。しかし、タンパク質が重要な役割を果たしていることが、近年の研究でわかってきました。ここでは、「パーキンソン病とタンパク質の関係」について、科学的な根拠をもとに詳しく解説し、治療にあたってのタンパク質摂取の注意点についてもお伝えします。

▶ 神経細胞が死ぬ原因：アミロイド線維

パーキンソン病の人の脳では、タンパク質が変形した状態でたくさんたまっています。これを**アミロイド線維**といいます。アミロイド線維は、**α-シヌクレイン**というタンパク質がくっついてできます。通常は、α-シヌクレインは神経伝達という大切な仕事をしていますが、変形した状態では、神経細胞にとっては毒となり、神経細胞が死んでしまいます。

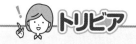 トリビア

α-シヌクレインは、健康な人の脳にもありますが、パーキンソン病の人の脳には異常に多く存在します。

◆ タンパク質の形が崩れる

　タンパク質は、細胞の中でつくられたあと、正しい形になって働きます。しかし、正しい形にならなかったり壊れたりすると、タンパク質同士がくっついて細胞の働きを邪魔します。パーキンソン病では、タンパク質の形を整える働きがうまくいかないため、神経細胞が死んでしまうことがあります。

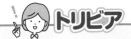

タンパク質の形を整える働きをする、**分子シャペロン**というもの（それ自体もタンパク質の一種）があります。アミノ酸が多数つながった状態であるタンパク質の折り畳みを助けることで、そのタンパク質の持つ機能を正常に発揮させる、という重要な役割を果たしています。

▼分子シャペロンによる立体構造形成介助

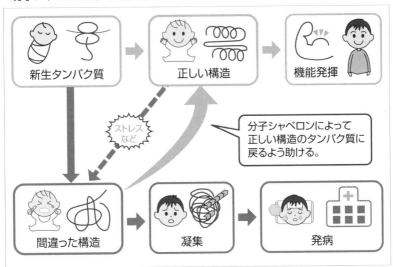

出典：https://katosei.jsbba.or.jp/index.php?aid=1164

◆パーキンソン病の病態とタンパク質の関係

　パーキンソン病では、神経細胞が死んでしまうことで、脳内のドーパミン産生に関わる神経細胞が減少し、ドーパミンの分泌が低下します。**ドーパミン**は、アミノ酸であるチロシンから合成され、タンパク質はアミノ酸の供給源として重要な役割を果たします。したがって、タンパク質を摂取すればドーパミンの生成を助けることになるので、パーキンソン病患者にとってタンパク質の摂取は大切なことだといえます。

◆タンパク質摂取の調整が必要な場合

　パーキンソン病の治療には、**ドーパミン補充療法**が一般的です。この療法では、食事に含まれるタンパク質がドーパミン補充薬の効果を阻害することがあるため、摂取するタンパク質の調整が必要な場合があります。医師や栄養士と相談し、個々の状況に応じたタンパク質摂取の調整を行いましょう。

◆良質なタンパク質源を選ぶ

　良質なタンパク質源として、次のような食品がおすすめです。

▼良質なタンパク質源

・魚類(鮭、マグロ、サバなど)
・肉類(鶏肉、牛肉、豚肉など)
・乳製品(牛乳、ヨーグルト、チーズなど)
・豆類(大豆、豆腐、納豆など)
・卵(卵白、卵黄)

　これらの食品は、必須アミノ酸を豊富に含み、パーキンソン病患者にとって有益だといえます。

　ただし、脂質やカロリーにも注意しながら、バランスのよい食事を心がけることが大事です。

◆アミノ酸補給の重要性

　タンパク質の消化・吸収により生成されるアミノ酸は、神経伝達物質の合成や修復において重要な役割を担います。特に、神経伝達物質の前駆体となる**チロシン**や**トリプトファン**などのアミノ酸が、パーキンソン病の症状改善に役立つ——ということが研究で示されています。これらのアミノ酸を含む食品を意識的に摂取し、神経機能の改善のサポートを図りましょう。

◆抗酸化作用を持つ栄養素の摂取

　パーキンソン病の病態には、酸化ストレスが関与していることが知られています。**抗酸化作用**を持つ**ビタミンC**や**ビタミンE**、**セレン**などの栄養素も、タンパク質と一緒に摂取することで、病気の進行を遅らせられる可能性があります。

▼抗酸化作用のある栄養素を含む食品の例

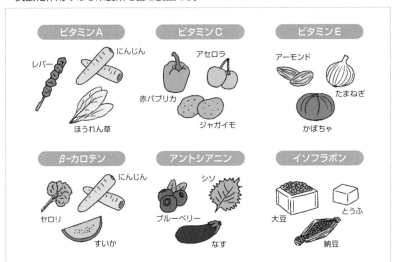

野菜や果物、ナッツ類などに含まれる**アントシアニン**や**イソフラボン**なども、抗酸化作用があるので、積極的に摂取することが推奨されています。

◆タンパク質摂取と運動のバランス

適度な運動は、筋肉量の維持や神経機能の改善に役立ちます。タンパク質摂取と適切な運動を組み合わせることで、パーキンソン病患者の身体機能や生活の質（QOL）の向上につなげることができます。

◆まとめ

パーキンソン病とタンパク質の関係は、病態の理解や症状改善のカギとなるものです。適切なタンパク質摂取とバランスのよい食事・運動の組み合わせが、パーキンソン病患者の健康管理やQOLの向上につながります。個々の患者さんの状況や栄養ニーズに応じて、医師や看護師、栄養士と密に連携しながら、最適な食事計画を立てることが大切です。

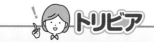

豆乳200mLに含まれるタンパク質は約7gです。1日の摂取目安量を豆乳だけで補おうとすると、体重60kgの成人ならコップ8〜9杯も飲まなくてはなりません。食べて摂取するほうが現実的ですね。

フレイル撃退！タンパク質のチカラで元気な高齢期を迎える

　フレイルとは、「筋力低下や活動量の減少によって高齢者の健康状態が悪化し、病気や身体的障害のリスクが高くなった状態」を指します。具体的には、持久力の低下、筋力の低下、運動機能の低下、栄養状態の悪化、認知機能の低下などが見られます。

　フレイルは、生活の質（QOL）の低下や、寝たきり、要介護状態への進行を招く恐れがあるため、予防・改善が重要です。ここでは、「タンパク質がフレイルの予防や改善にどのように役立つのか？」に重点を置いて説明していきます。

◆ フレイルってなに？

　フレイルは、海外の老年医学の分野で使用されている英語の「Frailty（フレイルティ）」が語源となっています。「Frailty」を日本語に訳すと「虚弱」や「老衰」、「脆弱」などとなります。日本老年医学会では、高齢者において起こりやすい「Frailty」について、「正しく介入すれば改善可能」という意味が含まれていることを強調するべく、多くの議論の末、「フレイル」という訳語に統一することを2014年5月に提唱しました[*]。

　フレイルは、厚生労働省研究班の報告書では、「加齢とともに心身の活力（運動機能や認知機能等）が低下し、複数の慢性疾患の併存などの影響もあり、生活機能が障害され、心身の脆弱性が出現した状態であるが、一方で適切な介入・支援により、生活機能の維持向上が可

---

[*] **参考**　（一社）日本老年医学会，フレイルに関する日本老年医学会からのステートメント，2014年

能な状態像」とされており、「健康な状態」と「日常生活でサポートが必要な介護状態」の中間を意味します。多くの方はフレイルを経て要介護状態へ進むと考えられていますが、高齢者においては特にフレイルが発症しやすいことがわかっています。

　高齢者が増えつつある現代社会において、フレイルに早く気づき、正しく介入（治療や予防）することが大切です。

◀ フレイルってどんな状態？

　フレイルの基準としては様々なものが提案されていますが、Friedの提唱した基準が広く採用されています。Friedの基準は5項目からなり、3項目以上該当するとフレイル、1〜2項目の場合はフレイルの前段階である**プレフレイル**と判定します。

▼フレイルの判定基準

☑	**体重減少** (weight loss)	6か月で、2〜3kg以上の体重減少
☑	**疲労感** (exhaustion)	（ここ2週間）わけもなく疲れたような感じがする
☑	**身体活動の低下** (low activity)	①軽い運動・体操をしていますか？ ②定期的な運動・スポーツをしていますか？ 　上記のいずれもしていなければ該当
☑	**歩行速度の低下** (slowness)	通常歩行速度＜1.0m/秒
☑	**筋力低下** (weakness)	握力：男性＜26kg　女性＜18kg

> 0 　　→健常(robust)
> 1〜2 →プレフレイル
> 3つ以上→**フレイル**

長寿医療研究開発費事業「フレイルの進行に関わる要因に関する研究」班 J-CHS基準

(Fried:CHS index, 2001)

出典：時事通信メディカル（フレイル対策で寝たきり予防）
https://medical.jiji.com/topics/1253

◆ フレイルの状態になるとどうなる？

　フレイルの状態になると、死亡率の上昇や身体能力の低下が起きます。また、なんらかの病気にかかりやすくなったり、入院したりするなど、抵抗力が低下した状態になっています。

　例えば、健常な人が風邪をひいたときは、体のだるさや発熱などがあっても、数日もすれば治ります。しかし、フレイルの状態になっていると、風邪をこじらせて肺炎を発症したり、だるさがあるために転倒して打撲や骨折をしたりする可能性があります。また、入院すると環境の変化に対応できず、一時的に自分がどこにいるのかわからなくなったり、自分の感情をコントロールできなくなったりすることもあります。転倒による打撲や骨折、病気による入院をきっかけに、フレイルから寝たきりになってしまうことも少なくありません。

◆ タンパク質がフレイルの予防に役立つ？

　高齢者は筋肉量が自然に減少するため、タンパク質の適切な摂取がフレイル予防につながります。加齢により筋肉の代謝が低下することで、筋肉量や筋力が低下し、フレイルのリスクが高まります。しかし、タンパク質を適切に摂取することにより、筋肉の合成が促進され、筋肉量の低下を防ぐことができるのです。

◆ フレイル予防のためのタンパク質摂取のタイミング

　筋力維持のためには、タンパク質摂取のタイミングも重要です。筋肉の合成は、通常は食事を摂った直後から2、3時間後までの間に、最も活発に行われます。これは、食事を摂取することで体内にアミノ酸が供給され、筋肉の合成が促進されるからです。

　そのため、筋肉の合成を継続的に促進するには、1日3回の食事で均等にタンパク質を摂取することが望ましいです。また、運動後にタンパク質を摂取することで、筋肉合成がより活発に行われることがわ

かっています。また、筋力トレーニングを行うことで、筋肉へのアミノ酸の取り込みが促進され、筋肉合成が活発化します。

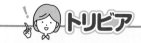

トリビア

運動後のタンパク質摂取には、ヨーグルトやプロテインシェイクがおすすめです。これらの食品は消化・吸収が速く、筋肉合成に必要なアミノ酸を効率よく供給できます。

◀▶ 運動とタンパク質摂取の相乗効果

適切な運動とタンパク質摂取の組み合わせは、フレイル予防に効果的です。運動によって筋肉の刺激が与えられることで、タンパク質の摂取による筋肉合成が促進されます。また、運動によってエネルギー消費量が増加し、基礎代謝が向上することも、フレイル予防に役立ちます。

高齢者におすすめの運動としては、ウォーキングや水泳、ヨガなどの有酸素運動が挙げられます。これらの運動は、筋力の維持や心肺機能の向上にも寄与するため、フレイル予防に効果的です。

◀▶ タンパク質摂取とフレイル改善

フレイルの状態がすでに進んでいる場合でも、タンパク質摂取を改善することで、症状の進行を遅らせることができます。特に、良質なタンパク質を含む食品を摂取し、あわせて適切な運動を続けることが大切です。

高齢者は消化機能が低下することがあるため、消化吸収のよいタンパク質源を選ぶことが大切です。例えば、鶏肉や魚、豆腐などは消化吸収がよく、高齢者に適したタンパク質源とされています。

　さらに、運動を組み合わせるなどの適切な介入によって、健常な状態に戻ることもできます。

▼加齢と生理的予備能力

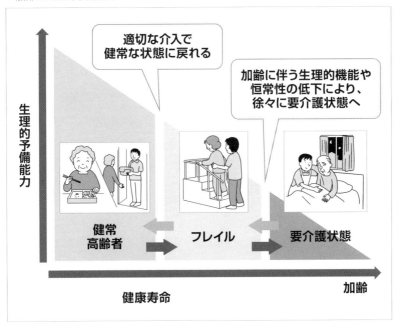

◇まとめ

　フレイルは、適切なタンパク質摂取と運動によって、予防や改善が可能です。筋肉合成に効果的なアミノ酸を含む食品を摂取し、運動を継続することで、筋力の低下や活動量の減少を防ぎ、健康な高齢期を送ることができます。特に、運動後のタンパク質摂取が筋肉合成に効果的だということを念頭に置くとよいでしょう。また、タンパク質摂取と運動を組み合わせることで、相乗効果が期待できます。

　こういった取り組みが、高齢者の生活の質（QOL）向上や、介護状態への進行を防ぐことにつながります。

4 若々しい筋肉へ！ サルコペニア撃退で取り戻す エネルギッシュな毎日

　サルコペニアとは、加齢に伴う筋肉量の減少と筋力の低下を指します。サルコペニアによって、「日常生活における動作が難しくなる」、「筋力低下と歩行バランスの障害により転倒リスクが高まる」といった影響が出てきます。特に、高齢者にとっては大きな問題となりますが、若い世代でも意識しておくべき現象です。サルコペニアは疾患ではなく、生活習慣や運動習慣の改善で予防・改善が可能です。

◆ サルコペニアの特徴

　サルコペニアには、以下のような特徴があります。

● 筋肉量の減少

　年齢とともに筋肉細胞が減少し、筋肉の質や量が低下します。特に、下半身の筋肉が影響を受けやすいです。

● 筋力の低下

　筋肉量が減ることで筋力も低下し、運動機能が衰えます。持ち物が重く感じたり、階段の昇降が困難になったりするなど、日常生活での制約が生じます。

● 運動機能の障害

　筋肉量の減少や筋力の低下により、歩行速度が遅くなったり、バランスが悪くなったりします。そして、これらが転倒リスクの増加につながります。

▼サルコペニアの予防法

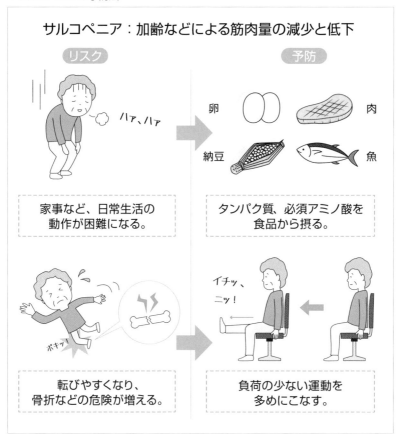

サルコペニア：加齢などによる筋肉量の減少と低下

リスク / 予防

ハァ、ハァ

卵　肉

納豆　魚

家事など、日常生活の
動作が困難になる。

タンパク質、必須アミノ酸を
食品から摂る。

ポキッ

イチッ、
ニッ！

転びやすくなり、
骨折などの危険が増える。

負荷の少ない運動を
多めにこなす。

❖ サルコペニアの原因

　サルコペニアの主な原因は加齢ですが、その他の要因も関与しています。以下に、サルコペニアの原因をまとめます。

● 加齢（時間の経過）

　加齢とともに、筋肉の再生能力が低下し、筋線維の数や太さが減少します。それに伴って、筋肉量と筋力が低下します。

● **運動習慣の欠如**

　適度な運動の習慣がないと、筋肉が衰えることがあります。長期的な運動不足は、筋肉量の減少や筋力低下を引き起こします。

● **栄養バランスの崩れ**

　特にタンパク質が不足すると、筋肉の合成がうまく行われず、筋肉量や筋力が低下します。バランスのよい食事を心がけることが重要です。

● **ホルモンバランスの変化**

　加齢によりホルモンバランスが変化し、筋肉維持に重要な成長ホルモンやテストステロンなどの分泌が減少します。そのことも筋肉量や筋力の低下につながります。

　これらの原因が複合的に作用してサルコペニアが進行します。

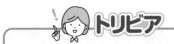

　サルコペニア予防には離床も有効です。積極的に離床と歩行リハビリを進めていきましょう。

◢ 筋肉との関係

　筋肉は、私たちの体を動かすためになくてはならないものです。筋肉量が減少すると、運動機能が低下し、体の機能が衰えていきます。また、筋肉は基礎代謝に大きく関与しているため、筋肉量が減ると代謝も低下し、体調不良や肥満につながりやすくなります。さらに、筋肉は内臓や骨をサポートする役割も担っているため、筋肉量の減少は骨折リスクの増加や内臓機能の低下にもつながります。

◆ サルコペニアを予防するために

　サルコペニアを予防するためには、日常生活で以下のことに注意しましょう。

● 適切な体重管理

　過度の減量や肥満は筋肉量に悪影響を与えるため、適切な体重を維持しましょう。

● 睡眠の質を向上させる

　睡眠中に筋肉が修復されるため、質のよい睡眠を心がけましょう。

　サルコペニアの予防には、以下のポイントが重要です。

● 継続的な筋力トレーニング

　筋肉量を維持するためには、継続的な筋力トレーニングが欠かせません。運動の習慣をつくり、筋肉量を維持しましょう。

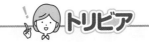

　加齢と身体活動不足によって生じる、サルコペニアと肥満が重なった**サルコペニア肥満**という状態になることもあります。

● 適切な栄養摂取

　特にタンパク質は筋肉の材料となるため、1日に体重1kgあたり1.0
～1.2gの摂取が推奨されます。また、ビタミンDやカルシウム、マグ
ネシウムなども筋肉機能に重要な役割を果たすので、バランスのよ
い食事を心がけましょう。

● ストレスの軽減

　ストレスはホルモンバランスを乱し、筋肉に悪影響を与えること
があります。適度なリラクゼーションや運動により、ストレスを緩和
しましょう。

● 禁煙、適度な飲酒

　喫煙は筋肉量の低下や骨密度の低下に関与します。また、アルコー
ルは過剰摂取により筋肉の合成を妨げることがあるので、適度な飲
酒にとどめましょう。

◆ 習慣を継続すること

　予防法やその重要性が理解できたら、あとは続けることが大事で
す。最後に、サルコペニア予防に役立つ習慣を継続するためのコツを
いくつか紹介します。

● 目標を設定する

　筋力トレーニングや運動に対する目標を設定し、自分の進捗を記
録していくことで、継続的に取り組むモチベーションが維持できます。

● 仲間を見つける

　友人や家族と一緒に運動の習慣をスタートさせ、お互いに励まし合
いながら取り組むことで、継続しやすくなります。

● ルーティン化する

運動を日常生活の一部として取り入れることで、自然と継続しやすくなります。例えば、毎朝のウォーキングや夜のストレッチなどを、日常の中に取り入れましょう。

● 専門家のアドバイスを受ける

運動や食事に関する専門家のアドバイスを受けることで、効果的な方法を学び、無理なく続けられるようになります。

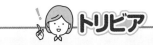

運動を習慣化すると、心身の健康に様々な効果がもたらされます。例えば**有酸素運動**は、「心肺機能を向上させ、ストレスホルモンの分泌を抑制する」ことが近年の研究で明らかになっています。運動は、筋肉量や筋力だけでなく、心身の全体的な健康度を向上させる効果があるのです。

健康的な生活習慣を継続することで、サルコペニアの予防はもちろん、生活の質を向上させることができます。

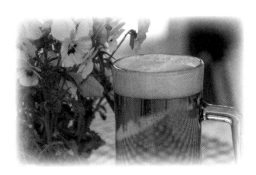

5 あなたの爪、ガタガタになってない？タンパク質で手に入れる爪の幸せ

　爪の状態は、健康状態や栄養状態のバロメーターともいわれています。ガタガタの爪、もしくは爪が割れやすい場合、タンパク質不足が一因となっていることがあります。本節では、タンパク質と爪の関係について詳しく解説し、健康的な爪を保つ方法を紹介します。

◆ 爪ってなにでできているの？

　爪は、タンパク質の一種であるケラチンによって構成されています。ケラチンは非常に硬くて耐久性があり、多くの動物の爪、髪、羽毛、角、蹄などにも見られるタンパク質です。人間の爪は、特に硬いタイプのケラチンでつくられており、その主成分は**α-ケラチン**と呼ばれます。

　爪は、爪根（爪の基部）から成長し、爪の下の微細な血管と神経が栄養を供給しています。爪は角質化した細胞の層からなり、これらの細胞が重なり合って硬くなり、最終的に爪の形状をつくります。爪は指を保護したり物をつかんだりする機能を持ち、また、感覚器官としても働いています。

◆ タンパク質不足が爪にもたらす影響

　タンパク質が不足すると、爪の成長が遅くなり、割れやすくなることがあります。また、タンパク質不足は爪の色や形状にも影響を与えることがあります。爪の色が薄くなったり、縦線が入ったりする場合も、タンパク質不足が関与している可能性があります。

▼タンパク質不足が爪にもたらす影響（例）

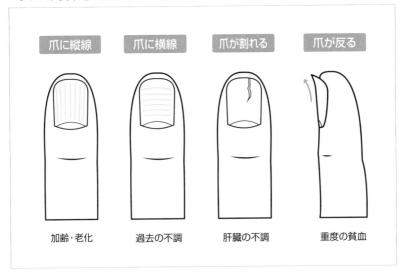

爪に縦線	爪に横線	爪が割れる	爪が反る
加齢・老化	過去の不調	肝臓の不調	重度の貧血

　タンパク質不足に伴ってよく見られる症状をまとめると、次のようになります。

●爪の成長の遅れ

　爪の成長が遅くなることがあります。タンパク質が不足すると、新しい細胞が生成される速度が低下するために、爪の伸びが遅くなるのです。

●脆弱な爪

　爪が薄く、もろくなることがあります。そうなった場合は、爪が簡単に折れたり割れたりします。

●爪の形状や色の変化

　爪の形状や色に影響を与えることがあります。新しい爪が正常に生えてこないため、変形したり、白っぽくなったりします。

● くぼみや線

タンパク質が不足すると、爪にくぼみや線が現れることがあります。これらは、爪の成長過程でタンパク質が不足していることを示しています。

あなたも、ご自分の爪を一度確認してみてください。上記のような症状が出ていないでしょうか。もし、1つでも当てはまるものがあるようなら、日々の食事を振り返ってみてください。タンパク質は十分に摂れていますか？　早速、食生活を改善して、きれいな爪を取り戻しましょう。

◆爪が伸びる速さってどのくらい？

「爪の伸びる速さって、手と足では違うなぁ」と感じたことはないですか？　実はその感覚は合っていて、指の爪は足の爪よりも速く伸びます。一般的に、指の爪は1か月で約3mm成長し、足の爪は1か月で約1mm成長するといわれています。また、利き手の爪はそうでない手の爪よりも速く成長することが報告されています。

そして、若い人の爪は高齢者の爪よりも速く成長します。さらに、夏は冬に比べて爪の成長が速くなる傾向もあります。これは、体温や血流の変化が関与していると考えられています。そのほかに遺伝的な要素もあるようですが、一般的にはこれらの要因が爪の伸びる速さに影響しているといわれています。

ネイルアートができる長さまで早く伸びてほしい！　と思っている女性の方も、「1か月に約3mm伸びる」ということを覚えておけば、ひとつの目安になると思いますよ。

◆ ネイルケアっていつから始まったの？

　ネイルケアって、いつから始まったのでしょうか。実は、ネイルケアの歴史は古く、古代文明にまでさかのぼります。ここでは、ネイルケアの歴史を簡単にお伝えします。

　ネイルアートの原点は古代エジプトにあるといわれています。紀元前3〜4世紀頃、エジプトの王族はヘンナという植物の汁を染料として使って爪を装飾していました。赤い色味のヘンナによって爪を彩ることには、美容目的以外に呪術的な意味合いもあったとされ、女性だけでなく男性もそうした装飾を施すのが一般的でした。また、当時は染料の防腐効果が着目されていたともいわれていて、現在発見されているミイラの爪にはネイルの跡が残っています。

　紀元前1世紀頃、古代ローマでは金属製の爪やすりが発明され、爪を整える方法が広まりました。また、指のマッサージや、オイルを使ったネイルケアも行われていました。

　時は流れて18世紀頃、ヨーロッパでネイルケアが流行したことが、現代のネイルケアにつながります。当時のヨーロッパでは、香水入れや小道具入れと一緒に爪やすりを持ち歩くことがブームになりました。初のマニキュアサロンもパリにオープンし、ネイルケアが一般に広まっていきました。

　1930年代には米国でアクリルネイルが発明され、いっそう多彩なネイルデザインが可能となりました。今日では、ネイルケアは美容とファッションの一部として、世界中で広く受け入れられています。

　もはやネイルケアは、人々の個性やスタイルを表現するために欠かせない手段となっています。今後も様々なネイルデザインや技術が開発されることでしょう。

◪ お手入れでツルツルの爪をあなたに

　爪の手入れは、ツルツルで健康的な爪を維持するために重要です。基本的な爪のお手入れの方法を説明します。

▼正しい足爪の切り方

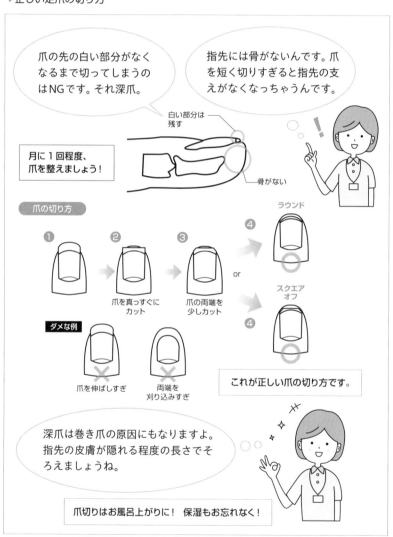

●爪の切り方

　爪を切る際は、専用の爪切りやはさみを使用します。爪の形状に合わせて、まず横方向に切り、そのあと角を整えて丸みをつけます。**スクエアカット**と呼ばれます。爪の先の白い部分がなくなるまで切るのは深爪です。指先には骨がないので、深爪になるまで切ると、指先の支えがなくなってしまいます。

●爪やすり

　爪切りのあとや、欠けた爪を整える際には、爪やすりを使用します。爪の先端を優しくやすりがけして、滑らかな仕上がりにします。爪を削る方向は、できるだけ一定の向きにそろえるのが理想です。

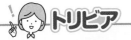

　タンパク質からなる皮膚は、約28日で垢（あか）となり、新しい皮膚が生まれます。タンパク質が不足すると、肌荒れや皮膚のたるみなどが生じやすくなります。

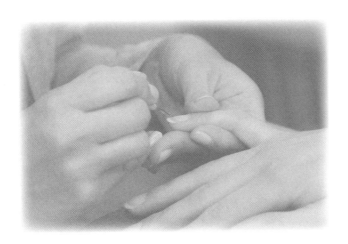

もしもの病気から身を守る知識（タンパク質が裏目に出る？）

◆まとめ

　爪のガタガタや割れに悩む場合、タンパク質不足が原因となっている可能性があります。適切なネイルケアは、健康的で見た目もきれいな爪を保つことにつながります。正しい爪の切り方やお手入れの方法を覚えて、美しい爪と一緒に幸せな生活を手に入れましょう！

第 **6** 章

まだまだあった！
タンパク質のヒミツ

　ついに最終章です。タンパク質について様々
なお話をしてきましたが、まだまだ奥深い世界が
あります。タンパク質が関わるマッチョだらけの
世界！　化石に含まれるタンパク質！　冷凍食
品に使われる凍らない物質！　はたまた宇宙ま
で！　まだまだ知らないことだらけ。でも、とっ
ても面白いタンパク質の世界を最後にご紹介し
ます。

ボディビル大会のお話：
デカすぎる！　三角チョコパイ

　ボディビルは、筋肉の質と形状を競うスポーツです。トレーニングにより筋肉を育て、食事管理で脂肪を減らし、理想的な体形を追求します。全国の筋肉自慢が集う大会も開かれています。ボディビルの大会では、独特の声援が話題になることもあるようです。ここではボディビル大会について簡単にお話しします。

◆ ボディビル大会とは

　ボディビル大会は、競技者それぞれの体の筋肉の大きさ、形状、対称性など、体の全体的な美しさとバランスを競うイベントです。参加者は一般的に、筋肉の美しさとバランスを可能な限り高めるための厳格なトレーニングと食事計画を追求します。そして、その結果を審査員と観客に示すために、ステージ上でポーズをとります。

　大会は通常、体重・年齢・カテゴリーなどで区分されており、男性と女性の両方が参加できます。日本男子のカテゴリーでは、**ボディビル**（とにかく筋肉のでかさ、脂肪の少なさ、筋線維や血管の浮き出方を競うもの）と、**メンズフィジーク**（細く締まったウエスト、広い肩幅、顔や髪型、ポージングなどを競うもの）があります。

　一般に、審査は予選と決勝の2部構成で行われます。予選では、すべての競技者（選手）が一緒にステージに立ち、審査員は各選手を直接比較します。予選では、選手は一連の必須ポーズを実演します。これらのポーズは、筋肉の全体的な発達と対称性を評価するための基本ポーズです。

　予選を勝ち抜くと決勝に出場できます。決勝では、選手は1人ずつ順にステージに立ち、音楽に合わせて自由にポーズをとる時間が与えられます。ときどき、筋肉自慢のお笑い芸人が大会で好成績を残し

て話題になることもあります。

　審査基準は大会により異なりますが、一般的には、筋肉の大きさ、形状、対称性、皮下脂肪の量、肌の質などが考慮されます。選手たちは当日に最高のパフォーマンスができるよう、入念な準備をして参加します。

◆ ボディビル大会でのかけ声

　ボディビル大会の会場で、マッチョなボディビルダーに声援を送る様子がときどき話題になります。なぜなら、声援がとても独特だからです。ボディビルダーのキレッキレの筋肉を称賛するかけ声なのですが、思わず笑ってしまうユニークなものをいくつか紹介しましょう。

● 三角チョコパイ

　マクドナルドの商品である三角チョコパイの形状が、上半身の広い肩と細いウエスト、そして張り出した胸板を思わせるところから来たようです。

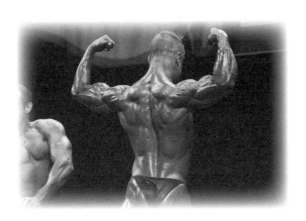

●腹筋6LDK

鍛え上げられて6つに割れた腹筋が、6LDKの部屋の間取り図のようにくっきりと分かれて見えるところから来たようです。

●デカすぎて固定資産税かかりそうだ

大きく鍛え上げられた筋肉が、まるで固定資産税のかかる不動産のようだ、という誇張表現として使われ出したようです。

●空も飛べるはず

広背筋が鍛え上げられて、まるで翼が生えたかのように見える様子から来たようです。

●背中に鬼が宿っている

人気漫画『グラップラー刃牙』に登場する主人公（範馬刃牙）の父親（範馬勇次郎）が本気を出した際に、背中で盛り上がった筋肉が、憤怒の形相を浮かべた鬼のように見えるところから使われ出したたとえです。ボディビル大会でもしばしば用いられる表現です。

●筋肉詰まりすぎ、密です

コロナ禍で話題となった"密"という言葉ですが、盛り上がった筋肉も密集しているように見えることから、密という表現が用いられています。

　これらのかけ声は、一見、奇妙に思えるかもしれませんが、あくまで選手たちがつくり上げた魅力的な肉体を称えるためのものです。思わず笑ってしまうかもしれませんが、褒め言葉だと捉えましょう。
　ほかにもまだまだいろいろあります。興味を持った方はご自分でも調べてみると、面白い表現がたくさん見つかりますよ。

◆ ボディビルとメンタルヘルス

　ボディビルは、単に筋肉を鍛えるというだけでなく、精神面を鍛えることにもつながります。なぜなら、厳しいトレーニングと食事制限は、選手たちの精神力を試すことにもなるからです。人間は誰しも痛みや苦しみを避けたいものです。しかし、トレーニングや食事制限はあえて自分にそれらを課すということです。中途半端な覚悟では到底続きません。選手たちはこの過程を通じて、自分の欲を制御する力や計画力、決断力を養うことも同時に行っているのです。

◆ まとめ

　一見、奇妙に聞こえる「三角チョコパイ」「腹筋6LDK」「デカすぎて固定資産税かかりそうだ」などの言葉は、実はボディビル大会の会場で飛び交う、選手たちの努力と献身を称える言葉たちです。これらは、選手たちが体の理想的な形を追求すると同時に、心身の健康やパフォーマンスも重視していることを表しています。

　ボディビルは、見た目だけでなく、食事管理や適切なトレーニング、さらにはメンタルヘルスにも注目するスポーツです。その結果、選手たちは自己制御力や決断力などの重要なスキルを身につけ、新たな自分を獲得することにもつながっています。

肉食恐竜と草食恐竜、 どっちが長生き？ 人間の寿命との関係

恐竜が地球を支配していた時代は、人類のこれまでの歴史と比べて圧倒的に長く続きました。恐竜は**肉食恐竜**と**草食恐竜**に大別されますが、それぞれ異なる生態系で生きていました。しかしここで1つ、疑問が浮かびます。「肉食恐竜と草食恐竜、どちらが長生きしたのだろうか？」。この疑問について、本節では古生物学の知識をもとに探求していきます。

◆恐竜の寿命とは？

何千万年も前に生息していた恐竜の寿命を正確に知るのは困難です。しかし、化石の研究および現代に生息する爬虫類や鳥類の生態からの推測により、一部の恐竜の寿命についてはある程度の理解が得られています。

恐竜の年齢は、化石の骨に見られる縞模様（成長線）から推定することができます。これは木の年輪に似ており、年齢だけでなく、その生涯の成長パターンや健康状態も推定できます。これらの情報をもとに、恐竜の寿命を推測することが可能です。

◆肉食恐竜の寿命

肉食恐竜、特に大型の恐竜の寿命は、一般的には20年から30年と推定されています。例えば、最も有名な肉食恐竜の1つであるティラノサウルスは、やはり20年から30年程度の寿命だったと考えられています。ただし、これはあくまで推定であり、個体差はもちろん、環境の影響などによって異なる可能性があります。

▼恐竜の大腿骨の化石の断面（成長線と呼ばれる縞模様が見られる）

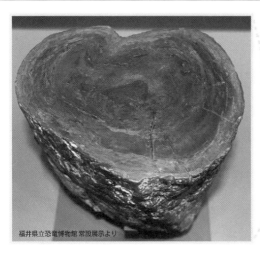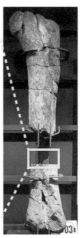

引用：福井県立恐竜博物館
（https://www.dinosaur.pref.fukui.jp/dino/faq/r02026.html）

◆ 草食恐竜の寿命

　一方、草食恐竜の寿命は、種により大きく異なります。大型の草食恐竜、例えばアパトサウルスは、寿命が45年程度であったと推測されています。この推測は、草食動物では大型になるほど長寿だという一般的な傾向に基づいています。逆に、小型の草食恐竜の寿命は比較的短い可能性があります。

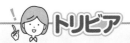

　2020年、日本の恐竜研究チームが恐竜の化石からタンパク質とコラーゲンを取り出すことに成功したそうです。恐竜だけが巨大化した謎を解くカギになりそうです。

◀▶なぜ草食恐竜のほうが長生きだったのか？

　これは、草食恐竜と肉食恐竜の生態と生存戦略の違いによるものだと考えられています。草食恐竜は肉食恐竜よりも大きな体を持つ種が多く、大きな体は肉食者から身を守るのに役立つものの、長い成長期間と寿命を必要とします。一方、肉食恐竜は狩りをするため、怪我や感染症などのリスクが高く、これが寿命を縮める要因になったとも考えられます。

　そのことを示唆するものの1つに、シカゴのフィールド博物館に展示されているティラノサウルスのほぼ完全な化石があります。この化石は、発見者であるスーザン・ヘンドリクソンさんのあだ名をとって「スー」という愛称で知られています。スー化石を調べたところ、複数箇所の骨折があり、感染症にもかかっていたことがわかりました。

▼スー化石（シカゴ：フィールド博物館蔵）

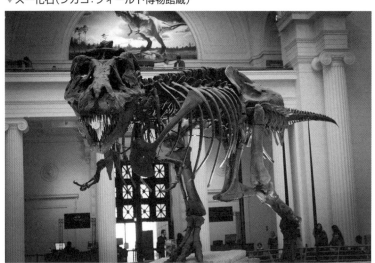

◆ 現代との比較

　現代の爬虫類や鳥類を見ても、肉食者と草食者の寿命には一定の差が見られます。例えば、カメや象などの草食動物は長寿である一方、肉食動物のライオンやワシは比較的短命です。これは、肉食動物が獲物を追いかけて怪我をしたり、獲物に感染症があった場合に自身も感染したりするリスクがあるためだと考えられています。こういったことは、恐竜の時代にも同様の生態が存在した可能性を示唆しています。

◆ 恐竜の寿命と進化

　恐竜の寿命は、その進化や生態に大きな影響を与えました。長寿の草食恐竜は、長い時間をかけて成長し、その間に大量の植物を摂取しました。一方、肉食恐竜は短い寿命を最大限に活用するために、速い成長率と強い狩猟能力を持つよう進化しました。ちなみに最長寿の恐竜として知られるのは、草食恐竜の一種である「ブラキオサウルス」で、推定寿命は100年前後とされています。

◆ 草食恐竜のほうが長生きなら、
　人間も野菜を食べたほうがよい？

　草食恐竜のほうが長生きだとしたら、人間も同じように野菜中心の生活のほうがよいのでは？　と思う人もいるかもしれません。しかし、これはあくまで恐竜の場合です。恐竜の場合、その寿命は食べるものではなく生態による影響が大きいといえます。肉食恐竜は怪我や感染症によって天寿を全うできないことが多かったため、短命に終わる傾向にありました。人間の場合は、医療もあるしバランスのよい食事の重要性も知っているので、肉と野菜をバランスよく摂ることが大事です。

▶結論：肉食と草食、寿命のバランス

古生物学の研究から、肉食恐竜と草食恐竜の寿命には大きな差があったことが示唆されています。肉食恐竜は成長が速くて短命、草食恐竜はゆっくり成長して長寿だったと考えられています。恐竜の生態系では、これらのバランスが保たれていたことで、繁栄と進化が可能だったといえるでしょう。

現代の生物においても、肉食動物と草食動物の生態、そしてそれぞれの寿命は、生物の進化と生態系のバランスに大きな影響を与えています。人間の場合は、これらの生物の事例を参考に、肉と野菜をバランスよく食べることが大事だといえます。

▼草食恐竜

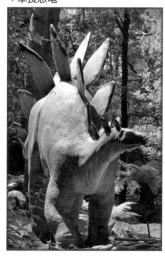

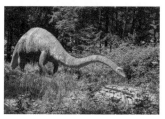

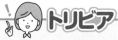

トリビア

タンパク質は漢字で「蛋白質」と書きます。蛋は中国語で卵のことです。鶏卵は「鶏蛋（ジータン）」ですし、ピータン（アヒルの卵の加工食品）は「皮蛋」と書きます。そして、卵の白身が「蛋白」。つまり、タンパク質のタンパクとは、卵の白身そのものを意味する言葉なのです。

冷凍食品が美味しくなったのにはタンパク質が関係？不凍タンパク質の研究が拓く可能性

冷凍食品は、登場した当初から、多くの人々にとって便利な存在でした。ただし、かつての冷凍食品は味や食感にどうしても違和感が付きまとい、高品質な食品には程遠いという印象がありました。しかし、近年の冷凍食品の味や食感は劇的に向上し、美味しくなっています。その理由の1つとして、不凍タンパク質の研究が進んだことが挙げられます。

◆不凍タンパク質とは？

北極や南極など、極寒の環境では生物はほとんど生息できません。とはいえ、生息している生物がまったくいないわけではありません。生息している生物の特徴を詳しく研究した結果、近年明らかになったことがあります。それは、不凍タンパク質というものの存在です。

不凍タンパク質は、極寒の環境で生きる生物が持つ、氷点下でも凍らない性質を備えたタンパク質です。このタンパク質は、氷の結晶が成長することを阻害し、細胞内の水分が凍結することを防いでいます。この現象に着目した研究者たちは、不凍タンパク質が冷凍食品の品質向上に役立つと考えました。

◆冷凍するとなぜ美味しくなくなるのか？

初期の冷凍食品には、あまり美味しくない、食感がボソボソ、といったイメージがありました。その原因は、「食品を冷凍すると、含まれる水分が凍る過程で氷の結晶がどんどん大きくなって、細胞を壊してしまう」ということにありました。

細胞が壊れているために、解凍すると、食感や風味が損なわれてしまっていたのです。

◆冷凍技術の改善で美味しさを保つ

冷凍食品の美味しさを保つためには、氷結晶が大きくなりすぎず、食材の細胞を破壊することなく、解凍後も新鮮さを保つことが重要です。従来は、冷凍技術を改善することで、美味しさを保つようにしていました。急速冷凍の技術により、細胞が破壊される前に冷凍することを実現してきました。その結果、ある程度までは品質を保てるようになりました。

◆不凍タンパク質の応用

不凍タンパク質の研究の進展とともに、冷凍食品の製造過程への応用が始まりました。不凍タンパク質を添加した場合は、冷凍食品が従来よりもゆっくりと凍結し、氷結晶が小さくなることがわかりました。そのために、凍結時の食材の破壊が最小限に抑えられ、解凍後にも食感や風味が保たれるようになったのです。

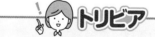

不凍タンパク質はカイワレ大根やエノキなどのキノコ類にも含まれていることが近年の研究で判明しました。

◆不凍タンパク質を活用した冷凍食品の例

　不凍タンパク質を活用した冷凍食品は、すでに一部の市場で販売されています。例えば、冷凍餃子や冷凍うどん、さらにはアイスクリームなどに、不凍タンパク質が使用されています。これらの商品は、一般的な冷凍食品よりも風味や食感が向上しており、解凍後も新鮮さを保つことが可能となっています。

◆冷凍食品の未来

　不凍タンパク質を活用した冷凍食品の製造技術は、今後さらに進化していくと予想されます。新たな不凍タンパク質の発見や、その応用技術の開発が進めば、より多くの食品を美味しいまま長期保存できるようになるでしょう。また、冷凍食品の品質向上は、食品のロスを減らすという点でも大きな意義があります。

◆まとめ

　不凍タンパク質の研究は、冷凍食品の品質向上だけでなく、食品の有効利用にも寄与しています。食品科学の進歩により、私たちの食生活はこれからもさらに豊かになっていくことでしょう。

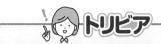

トリビア

病院食や介護食にも、不凍タンパク質を
活用した冷凍食品が多く使われています。

④ タイムトラベルダイエット：昔の人々はタンパク質をどのように摂取していたのか

　三大栄養素の1つであるタンパク質は、人間の体づくりに欠かせないものです。今日では、肉や魚、大豆製品など様々な食品からタンパク質を摂取できますが、過去の人類はどのようにしてタンパク質を摂取してきたのでしょうか。ここではご一緒に時間をさかのぼる旅に出かけて、昔の人々の食生活をのぞいてみましょう。

◆ 石器時代

　私たちの遠い先祖が生活していた石器時代。この時代の人々は狩猟と採集が主な生活方法で、その食事の多くは野生動物の肉からなっていました。野生動物の肉は高タンパク質で、さらに脂質が少ないため、健康によいといわれています。その一方で、いまでこそ1日3食というのが当たり前ですが、当時は食物が手に入らない時期もあり、いまと違って一日に何度も食事をするという生活ではなかったと思われます。面白いことに、石器時代の狩猟採集の生活様式に学んだ、現代のダイエット方式が存在します。それが**パレオダイエット**です。

▼石器時代の狩猟採集生活

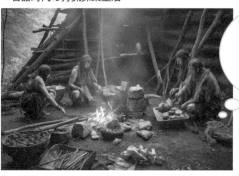

家族という概念すらない原始時代から、母が子を看病するという看護の原点はあったようです。

◆ パレオダイエットって？

パレオダイエット（Paleo diet）とは、古代の狩猟採集社会、特に旧石器時代（Paleolithic era）の人々が食べていたと考えられる食品を中心に摂取するダイエットのことです。そのため、「旧石器時代の食事」や「狩猟採集者の食事」とも呼ばれています。

パレオダイエットでは、なんと肉を思う存分食べてもOK。ここ数年、海外セレブの間で話題となり、引き締まった健康的なボディを維持するため、パレオダイエットを日々実践するセレブが急増しているそうです。

◆ フードピラミッド

健康的な食事のガイドラインを示すためによく使われる、**フードピラミッド**というものがあります。これは、「望ましい食事のためには、何をどれだけ食べればいいか」が一目で理解できるように図式化したものです。

三角形の底辺にパンや穀類など、その上には野菜や果物、その上に肉や乳製品、そして一番上には脂肪や砂糖が配置されており、摂取する食品群とその量を見定めやすいようになっています。

このフードピラミッドのパレオダイエットバージョンがあります。それが次ページの図です。

パレオダイエットのフードピラミッドでは、糖質の少ない野菜が一番下に配置され、最も多く食べるように推奨されています。その上にはヘルシーなオイル、その上に動物性タンパクが続きます。乳製品や果物が上のほうに来ますが、果物に関しては一般的なフードピラミッドの位置付けと大きく異なります。パレオダイエット的には「控えるべきもの」として位置付けられているのです。

▼フードピラミッド

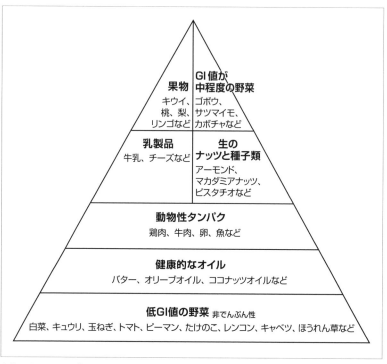

GI値が
中程度の野菜
果物
キウイ、　ゴボウ、
桃、梨、　サツマイモ、
リンゴなど　カボチャなど

乳製品　　　生の
牛乳、チーズなど　ナッツと種子類
アーモンド、
マカダミアナッツ、
ピスタチオなど

動物性タンパク
鶏肉、牛肉、卵、魚など

健康的なオイル
バター、オリーブオイル、ココナッツオイルなど

低GI値の野菜　非でんぷん性
白菜、キュウリ、玉ねぎ、トマト、ピーマン、たけのこ、レンコン、キャベツ、ほうれん草など

出典：Paleolithic Man（https://yuchrszk.blogspot.com/2014/04/blog-post_3787.html）

　パレオダイエットの主張は、「現代人の多くの健康問題（肥満、心血
管疾患、糖尿病など）は、農業革命以降の食事（穀物、乳製品、加工食
品など）と現代の生活スタイルによる」というものです。したがって、
人類が進化の過程で適応してきたと考えられる食事に戻すことで、こ
れらの健康問題を改善または予防できる、としています。

しかしながら、すべての専門家がパレオダイエットを推奨している
わけではありません。「パレオダイエットによって一部の健康指標が
改善される」ことを示した研究結果はあるものの、パレオダイエット
が長期的に健康によい影響を与えるかどうかは、まだ明確ではあり
ません。また、乳製品や穀物を食事から排除していった場合は、特定
の栄養素の摂取量が不足する可能性もあるので要注意です。

◪古代エジプト

次に私たちは古代エジプトへ行ってみましょう。古代エジプトの
人々は、穀物とともに魚や家禽を主なタンパク質源としていました。
ナイル川の恵みにより豊富な魚が獲れ、また家禽の飼育も盛んでし
た。ちなみに、エジプト人はビールも大好きで、ビールをつくるため
の麦もタンパク質源の一部としてカウントされます。そういえば、酒
は百薬の長といいますが、**ビール**にはビタミンＢも含まれています。
こうした古代の飲み物が今日の健康飲料の一部になっているという
のは興味深いですね。

▼古代エジプトの壁画

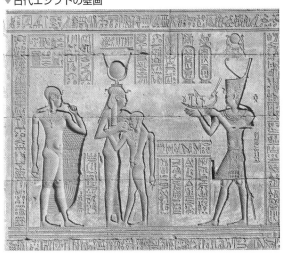

◈古代エジプトとビールの関係

　古代エジプトでは、**ビール**は非常に重要な栄養源でした。古代エジプトにおけるビールの起源は、「パンを水に浸したものを放置しておいたら、ビールができた」というものです。水に浸されたパンが自然に発酵して、いつのまにかビールになっていたそうなのです。ビールには、パンの材料に使う麦のうち特に**麦芽**から得られるタンパク質と炭水化物が含まれていて、高い栄養価がありました。

　ビールは水の代わりに飲まれることもよくありました。これは、ビール製造過程での発酵により水が清浄化されるためです。水源が不潔であった古代の社会において、これは非常に重要な点でした。

　ビール製造の過程で使用される麦芽は、大豆や肉など他のタンパク質源が不足していた古代エジプト社会において、重要なタンパク質供給源でした。麦の発芽過程で生成される麦芽には、タンパク質だけでなく、ビタミンやミネラル、食物繊維も豊富に含まれています。

　なお、古代エジプトのビールは現代のビールのような炭酸飲料ではなく、濁った粥のような飲み物だったと考えられています。また、現代のビールに比べてアルコール度数は低かったと推測されています。

　このように、ビールと麦芽は古代エジプト社会における重要な栄養源であり、特にタンパク質供給源としての役割を果たしていました。

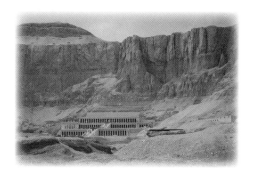

◆中世ヨーロッパ

　さて、私たちのタイムトラベルは中世ヨーロッパへと向かいます。この時代、一般の人々の食事は主に野菜と穀物からなり、タンパク質は魚や家禽から摂取されていました。しかし、貴族の食事はまったく違っていて、豪華な肉料理が並び、豚、牛、鹿、鳥などの肉が豊富に食べられていました。これらの食材は高タンパク質で、贅沢な食生活を象徴していました。

　しかし、これらの肉料理は脂質も多く、現代の視点から見れば健康的な食事とはいえません。面白いことに、中世ヨーロッパ貴族の食事は、現代の高カロリーのファストフードに似ている面もあります。

▼中世ヨーロッパ貴族の食事

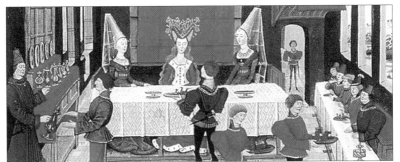

貴族の食事は肉料理が多く、健康的とはいえなかった。

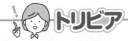

　パンは中世ヨーロッパの食事の主要な一部でした。様々な種類のパンがつくられ、食事の炭水化物源として重要な役割を果たしました。

◆ 中世ヨーロッパの食事と階級

　中世ヨーロッパの食事は、現代の食事と比較して高タンパク質かつ高脂肪だったと、一般的には考えられています。中世ヨーロッパの食事は社会階級や季節・地域によって大いに異なりました。貴族にとっては肉が、庶民にとっては魚が主要なタンパク質源だったという説もあります。また、穀物はパンやビールの形で消費され、これらはエネルギー源として重要でした。

　このような食事は労働力の維持に不可欠であり、食事の多くは栄養価の高いものでなければなりませんでした。当時の人々は現代人と比較して物理的にはるかに活発で、より多くのカロリーを消費していたと考えられています。

　なお、中世の食事がすべて高タンパク質で高カロリーだったわけではありません。特に下層階級の人々は、主に穀物、野菜、豆類などからなる食事を摂っていたとされています。このように、階級によって食事やその他の生活面で大きな差が生まれていたのも、この時代の特徴です。

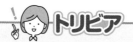

　現代のヨーロッパ人の1人1日あたりの肉類消費量は、日本人の約1.5倍といわれています。

🔶日本の江戸時代

　最後に、日本の江戸時代に行ってみましょう。この時代の日本人の主食は米で、タンパク質は魚や豆類などから摂取されていました。中でも豆類は、植物性のタンパク質源として非常に重要でした。特に大豆が重宝され、そのまま食用とされるだけでなく、味噌や醤油、豆腐といった食品の製造にも使用されました。これらの食品は日本の食事に欠かせないものとして広く受け入れられ、豊富なタンパク質を提供しました。

▼東海道五拾三次 日本橋 朝之景（歌川広重）

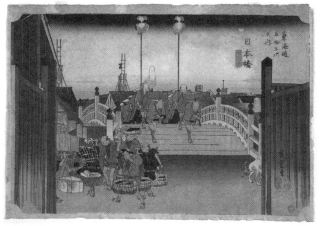

by メトロポリタン美術館

🔶江戸時代は肉食禁止だった？

　江戸時代は、仏教の影響下で肉食が禁じられていた期間です。といっても、禁止されていたのは主に哺乳類の肉であり、魚や鳥肉の消費は広く行われていました。日本は海に囲まれているため、特に海産物は全国的に食用とされていました。魚介類は重要なタンパク質源として活用されており、新鮮な魚を寿司や刺身などにしてそのまま食べるだけでなく、干物として保存することも多く、一年中利用され

ていました。

　このように見てくると、タンパク質の摂取方法は時代や文化によって大きく変わってきたことがわかります。しかし、一貫しているのは、タンパク質が私たちの健康にとって重要だということです。現代の食事においても、適切なタンパク質の摂取は重要な要素です。過去の人々から学ぶことで、現代の食事もより健康的で楽しいものにできるのではないでしょうか。

◆ 祖父は昆虫食の先駆者!?

　さて、この話を書いていて思い出したのですが、筆者が子どもの頃に祖父から聞いた話があります。祖父は戦時中、食料が不足していたために、昆虫を捕まえて食べることがあったそうです。昆虫は高タンパク質で、食料が不足していた時期にとても役立った、と言っていました。**昆虫食**は現在、サステナブルな食品として注目されていますが、筆者の祖父はもう何十年も前からその先駆者だったのかもしれません。

◆ まとめ

　というわけで、過去の人々の食生活をのぞき見るタイムトラベルはここまでです。それぞれの時代、それぞれの地域ごとに、異なる方法でタンパク質を摂取していたのは興味深いですね。それぞれが、その時代、その地域の環境に最適化された食事だったといえるでしょう。時代を超えて、私たちは食事から学び、また新たな食事の形を創り出してきました。私たちが生きているこの時代も、未来に向けて、新たなタンパク質の歴史の1ページになることでしょう。

映画やアニメの世界が現実に？
未来のタンパク質摂取法：
進化する未来の食事

5

遺伝情報を収めたDNAの研究が進み、豚やネズミをはじめとした動物あるいは大豆やジャガイモなどの植物のDNAを操作することによって、もともとその生物種になかった性質をつくり出すことが可能になりました。科学の進歩によって、将来、タンパク質の摂取方法が変わるかもしれません。

◆『新世紀エヴァンゲリオン』に登場するご飯

『新世紀エヴァンゲリオン』というアニメをご存知でしょうか。1995年に放送されたテレビアニメであり、未来の地球で巨大ロボット「エヴァンゲリオン」を操る少年少女たちが、地球侵略を図る「使徒」という謎の生物と戦うストーリーです。深い心理描写と複雑な人間関係、宗教的・哲学的テーマによって織りなされる、世界でも人気の作品です。

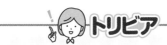

トリビア

ペースト食は嚥下能力が低下した高齢者にとっては食べやすく、誤嚥しにくい食形態です。

6

まだまだあった！　タンパク質のヒミツ

　近年では、『ヱヴァンゲリヲン新劇場版』というシリーズ映画（全4部）が公開されました。シリーズの中でも3部目の「ヱヴァンゲリヲン新劇場版：Q」で主人公のシンジが食べているご飯が、未来のご飯なのです。主食・主菜・副菜などに分けられていますが、すべてペースト状になっており、スプーンで食べるような食事です。栄養バランスは十分に考えられており、無駄のない食事になっています。とはいえ、食欲をそそられるかというと、残念ながらそうではなさそうです。

◆昆虫食

　近年、タンパク質を摂取する方法としてときどき話題なっているものに、**昆虫食**があります。昆虫食は「エネルギー効率が高く、環境負荷が低い」という特性から、新たなタンパク質源として注目されています。栄養価が高く、持続可能性のある食料供給を可能にするため、開発途上国では重要な栄養源となっています。

　特に**コオロギ**は、その優れた栄養価と環境負荷の低さで注目されています。コオロギはタンパク質、ビタミン、ミネラルが豊富で、特にタンパク質含有量は鶏肉の約2.5倍ともいわれています。また、コオロギは飼育が容易であり、小さい飼育スペースで大量に育てることが可能です。

　しかし、いくらタンパク質が豊富で体づくりに効果的だといっても、コオロギの素揚げが料理に出てきたら、食べるのを躊躇してしまいますよね。昆虫食は日本ではまだ一般的ではなく、受け入れられるまでにはまだ時間がかかりそうです。昆虫食を提供するレストランや、コオロギの粉末を使ったコオロギスナックなどが増えつつあるとはいえ、広く受け入れられる日が来るかどうかは、これからの社会の動向次第です。

▼コオロギのタンパク質含有量

食材(100g)	タンパク質(g)
コオロギ	64
鶏肉	24.4
サバ	20.7
豚肉	20.1
牛肉(赤身)	14.4
卵	12.4
牛乳	3.3

※文部科学省 食品成分データベース参照

◆3Dプリント食品

　近年は3Dプリントも進化していますね。一般的に「3Dプリンター」といえば、樹脂・金属素材を立体的に造形できる機械をイメージする方が多いのではないでしょうか。実際に普及しているのもそういったタイプの3Dプリンターですが、今日では3Dプリンターの材料に食材を用いる**3Dフードプリンター**と呼ばれるタイプも存在します。

　3Dフードプリンターは、介護食など一部の用途で実用化されているものの、いまだ研究途上の分野です。3Dフードプリンターは、樹脂や金属などの素材で3Dモデルを造形する一般的な3Dプリンターと同様にして、食べ物を造形できる機械です。基本的な仕組みは、「ペースト状にした食材をノズルから射出し、縦横に動かしながら層をつくっていく」というものです。機械が造形を行うため、造形中は手間がかからず、人の手では製造が難しい食品にも対応できます。

▼楽しい「介護食」を提供する3Dフードプリンター

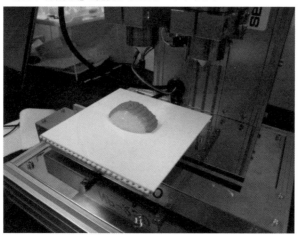

出典：リコー経済社会研究所（ホームページより）

　3Dフードプリンターでは、使用する材料のタンパク質、ビタミン、ミネラル、糖分などの量を調整することができます。そのため、特定の栄養素や効果に特化した食事を提供することもできます。将来、食材や加工技術が発展することによって、カロリーメイトやinゼリーのような栄養補助食品に、3Dプリンター食品が仲間入りする時代が来るかもしれません。

◆まとめ

　未来のタンパク質摂取法は、遠くない将来、私たちの食事に革命をもたらす可能性を秘めています。科学の進歩により、これまでSFや机上の空論と思っていた世界が、いまや手の届くようなところに来ています。つまり、私たちはすでに未来の食事を体験し始めているということです。これからどんな未来が待っているのでしょうか。ワクワクしますね！

おわりに

　本書ではタンパク質をテーマに、その構造や働きから、最新の研究成果、未来の可能性まで、様々なことを書かせていただきました。「タンパク質といえば筋肉」というイメージもありますが、病気の原因にもなるし、身近な食品にも使われているなど、タンパク質のいろいろな面を知ってもらえたらうれしいです。

　そして、タンパク質を摂取しても、悪い影響はほぼありません。過剰になる人より不足する人のほうがはるかに多いので、一般の方なら、日々の食事の中で意識的に摂るようにしたほうがよいのです。タンパク質は加齢による皮膚のハリや筋力低下、体形の緩みをカバーする役割があるので、積極的に摂取することで実年齢よりも若く見られるようになります。そして、若さを維持することは自分の自信やセルフマネジメントにもつながります。

　日々の生活でタンパク質をどのように摂取したらよいか——本書が、そのことを考えるきっかけになれば幸いです。タンパク質の世界は奥深く、まだまだその全貌は明らかになっていません。今後も新たな発見がなされ、私たちの生活の改善につながっていくことでしょう。本書で得られた知識を日々の生活に活かすことで、健康で豊かな人生を送る一助になれば、と願っています。

2023年8月
大口祐矢

MEMO

索引

●著者紹介

大口　祐矢（おおぐち　ゆうや）

2011年、国立名古屋大学医学部保健学科看護学専攻卒業。看護師資格、保健師資格を取得。
2011年、某国立病院勤務。2018年、愛知医科大学大学院看護学研究科修士課程修了。2020年、神戸女子大学看護学部助教。外科、血液腫瘍内科、神経内科などで看護師として勤務する傍ら、看護学生を対象にしたオンライン看護塾「根拠がわかる看護義塾」を開校。
主な著書：『看護の現場ですぐに役立つ　術前・術後ケアの基本』『看護の現場ですぐに役立つ　看護研究のポイント』『看護の現場ですぐに役立つ　看護記録の書き方』（以上、秀和システム刊）など。

●本文図版／イラスト
タナカ ヒデノリ／まえだ たつひこ

●編集協力
株式会社エディトリアルハウス

教科書には書いていない！

タンパク質のひ・み・つ

発行日	2023年 9月10日	第1版第1刷

著 者	大口 祐矢

発行者	斉藤 和邦
発行所	株式会社 秀和システム
	〒135-0016
	東京都江東区東陽2-4-2 新宮ビル2F
	Tel 03-6264-3105 (販売) Fax 03-6264-3094
印刷所	三松堂印刷株式会社　　Printed in Japan

ISBN978-4-7980-6745-2 C3047

定価はカバーに表示してあります。
乱丁本・落丁本はお取りかえいたします。
本書に関するご質問については、ご質問の内容と住所、氏名、
電話番号を明記のうえ、当社編集部宛FAXまたは書面にてお送
りください。お電話によるご質問は受け付けておりませんので
あらかじめご了承ください。

ナースのための
スキルアップ
ノート

看護の現場ですぐに役立つ
シリーズのご案内

看護の現場ですぐに役立つ
摂食嚥下ケアのキホン

私たちは、誰もが口からものを食べる行為を当たり前のこととして生活しています。しかし、高齢化など様々な理由から飲み込み機能に障害をきたし、口から食べることが困難な患者さんも少なくありません。本書は、看護の現場で求められる、老化にともなう摂食嚥下の問題や、高齢者への対応をやさしく解説した、ナースのためのスキルアップノートです。口から食べることの意義、疾患別の対応法、予防や在宅ケアの支援方法などがわかります。

【著者】 斉藤雅史・松田直美　　　　【発行】 2018 年 9 月刊
【定価】 1650 円（本体 1500 円＋税 10%）　　ISBN　978-4-7980-5418-6

看護の現場ですぐに役立つ
地域包括ケアのキホン
[令和4年診療報酬改定対応第3版]

地域包括ケアシステムは、国が推進する医療・介護・福祉施策の核です。超高齢化社会において地域の包括的な支援・サービスを提供する体制として期待されています。本書は、「地域包括ケアのキホン」を医療や介護の現場での実践を踏まえながら学ぶ入門書です。保険の仕組み、地域ケア病棟（病床）、在宅介護や介護サービスまで解説します。第3版では令和4年診療報酬改定を反映し、最新情報を盛り込みました。

【著者】 荒神裕之・坂井暢子・雜賀智也（編著）　【発行】 2022 年 7 月刊
【定価】 1650 円（本体 1500 円＋税 10%）　　ISBN　978-4-7980-6807-7

看護の現場ですぐに役立つ
フィジカルアセスメントのキホン

フィジカルアセスメントが看護師にとって欠かせないものとして看護基礎教育に導入されてから、はや10年が経ちました。とはいえ、実際に学校や大学で習った技術を臨床の現場で使うのは簡単なことではありません。本書は、看護の現場における目の前の患者さんや、緊急時の救命に必要なフィジカルアセスメントの基礎知識をわかりやすく解説します。臨床でよく見られる症状を系統別にあげ、それぞれに必要なアセスメントを紹介します。

【著者】 横山美樹・足立容子・片桐郁代　　【発行】 2018 年 12 月刊
【定価】 1540 円（本体 1400 円＋税 10%）　　ISBN　978-4-7980-5248-9

看護の現場ですぐに役立つ
患者接遇のキホン

臨床の接遇・マナー指導では「あたりまえのことがなぜできないの」という言葉をよく聞きます。しかし、その「あたりまえ」は育った環境によって異なるため、学習し練習することこそ重要です。本書は、患者さんとのコミュニケーションに必要な接遇・マナーを学習し、練習できるスキルアップノートです。院内での振舞い方、話し方、亡くなられた際の対応、メールの文面、クレームを受けたときの対応など知りたかったことがわかります！

【著者】 三瓶舞紀子　　　　　　　　【発行】 2018 年 12 月刊
【定価】 1650 円（本体 1500 円＋税 10%）　　ISBN　978-4-7980-5419-3

看護の現場ですぐに役立つ
フットケアの基本スキル

近年、糖尿病の人口が増加していることに伴い、合併症による糖尿病性足病変が増えています。そうした足のトラブルはフットケアで予防することができるため、早期発見、早期治療を含めたケアが重要になっています。本書は、糖尿病足病変を中心に様々な足トラブルに対応したフットケアの実践術を看護師向けに解説します。原因や発生機序、足病変の種類、糖尿病性足病変を予防するための診察や治療、セルフケアの方法などがわかります。

【著者】 中澤真弥　　　　　　　　　【発行】 2019 年 1 月刊
【定価】 1650 円（本体 1500 円＋税 10%）　　ISBN　978-4-7980-5387-5

看護の現場ですぐに役立つ
消化器看護のキホン

消化器疾患の医療は目覚ましい発展を遂げていますが、効果的な治療をするにはチームの連携が不可欠です。なかでも、患者さんと密接な関わりを持つ看護師の役割は重要です。患者と医師、ほかの医療従事者、そして家族との連携をとるために、必要な知識や技術を身に付けなければなりません。本書は、看護の現場ですぐに役立つ消化器系の解剖生理学、疾患の症状、検査や診断、治療、看護技術やケアなどをイラストや図を使ってわかりやすく解説しました。

【著者】 中澤真弥　　　　　　　　　【発行】 2019 年 5 月刊
【定価】 1760 円（本体 1600 円＋税 10%）　　ISBN　978-4-7980-5384-4

看護の現場ですぐに役立つ
人体のキホンと名前の図鑑

看護師にとって解剖学の基礎知識は必須です。けれども、複雑な人体の形態・構造をすべて把握することは容易ではありません。本書は、看護の現場で必須の人体の構造について、大きなカラーイラストを交えながら学べるようにした入門書です。コメディカルにとって重要な部分を抜き出して解説しているので、忙しい看護師の効率的な復習にも最適です。重要語句は赤文字になっているので、赤シートで穴埋め問題としても使えます。

【著者】 雜賀智也　　　　　　　　　【発行】 2019 年 11 月刊
【定価】 1650 円（本体 1500 円＋税 10%）　　ISBN　978-4-7980-5691-3

看護の現場ですぐに役立つ
カルテの読み書き

看護師が日々の看護を実践するうえで欠かせないもの、それがカルテです。本書は、看護記録に限定されない、多職種が共同で使用する「カルテ」について基礎から電子カルテまで丁寧に解説しました。医者、看護師だけでなく、コメディカルが患者とどのように接してどのような記録をしているかを知り、カルテから読みとることができるようになります。医療安全管理の推進を図ると共に、情報共有、ヒューマンエラーの防止にも役立ちます。

【著者】 松井美穂・雜賀智也（編著）　　【発行】 2019 年 12 月刊
【定価】 1540 円（本体 1400 円＋税 10%）　　ISBN　978-4-7980-5782-8

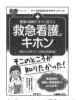

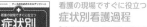
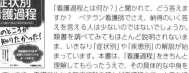